「下半身の冷え」が老化の原因だった

60歳からの食べてはいけない！

石原結實

JN136313

青春新書
INTELLIGENCE

はじめに——下半身の冷えは「老化・病気のサイン」である

「老化は足（脚）から」とよくいわれる。膝や腰の痛み、足（脚）のむくみやこむら返り、しびれ、歩く速度が遅くなる……等々、50歳を過ぎたあたりから下半身の症状で悩む人が増えてくる。60歳頃からその症状が加速しだす人も少なくない。

それは、本文中で述べているが、年齢とともに下半身（腰、尻、太もも、下腿《かたい》）の筋肉が衰えてくることに起因している。

こうした下半身の症状が出てくるのと並行して、またはその前に、「脚が冷える」と訴える人が少なくない。

人間の体重の約40％が筋肉で、その筋肉の70％は腰から下の下半身にある。しかも、筋肉は人体の最大の産熱器官であり、体温の30％近くを下半身でつくっている。

よって、年齢とともに下半身の筋肉量が少なくなってくると、下半身が冷たくなるわけだ。

下半身が冷えてくる、つまり、下半身の筋肉が衰えてくると、筋肉内の毛細血管は消滅していく。これが最近、流行《はや》りの「ghost血管《ゴースト》」である。

すると、健常時には全血液量の70％近くを蓄えている下半身の血液は、上半身に移動していかざるを得ず、上半身の血液量が多くなるので、上半身（の腕）で測る血圧は上昇する。上半身の心臓の冠動脈や脳動脈に血液が多くなる（溢《あふ》れる）と血が固まり、冠動脈血栓（心筋梗塞）や脳梗塞を起こしやすくなる。

体温の約30％を産生している下半身が冷えると、当然、全身の体温も低下する。

1℃体温が低下すると、約30％免疫力が落ちるとされており、その結果、ガン（ガン細胞は35・0℃で最も増殖、39・6℃以上で死滅するとされている）、風邪、肺炎、リウマチなどの自己免疫疾患、うつ病、統合失調症など、漢方医学でいう「冷え」の病気にもかかりやすくなる。

体温の低下は、体内での血糖や脂肪、コレステロールなどの栄養物や、尿酸などの老廃物の燃焼、排泄《はいせつ》を妨げるので、高血糖（糖尿病）、高脂血症（脂質異常症）、高尿酸血症（痛風）などを惹起《じゃっき》してくる。

私の友人で、以前大臣も務めた大物が「俺の親友が最近、脚が冷える、冷える……と言っていたら、人間ドックで大腸ガンが見つかった……」と言ったのを、「さもありなん」と思って聞き入った。

このように、下肢・腰などの下半身の冷えは「病気のサイン」でもあるし、「老化のサイン」でもある。

よって、病気・老化を防ぐためには、日頃からウォーキング他の運動で足腰の筋肉を動かし、ゴボウ、人参、山芋など下肢や腰の弱りや冷えに効果のある根菜類を積極的に食べて、下肢・腰を温め、老化と病気を防いでいく必要がある。

その秘訣をまとめたのが本書である。

「下半身の冷え」が老化の原因だった――目次

第2章 食べ方一つで老化はコントロールできる
――健康寿命を延ばしたかったら「食べてはいけない!」

第3章　下半身から老化を防ぐ食べ物・食べ方
——元気を保ちたかったら「これを」食べなさい！

第1章

老化は「下半身の冷え」が原因だった

――60歳から加速する老化現象は、こうして防ぐ！

自分の老化の進み具合を知っておこう

まずはご自身の老化の進行度合いを知るために、次のチェックテストを試してみていただきたい。

Ⅰ．脚（腰）の筋肉の弱り

□①階段や坂を上るのがつらい
□②物につまずきやすい
□③腰や膝に痛みがある
□④脚のしびれやむくみがある
□⑤歩く速度が遅い

Ⅱ．上半身の筋肉の弱り

□⑥重い物を持ちたくない／持てない
□⑦肘や肩が痛む

□⑧腕が上がらない
□⑨手がしびれる

Ⅲ．皮膚の症状

□⑩シミやシワが増えた
□⑪白髪または抜け毛が目立つ
□⑫紫斑《しはん》、アザ、イボができやすい
□⑬皮膚が乾燥し、冬になると痒《かゆ》い

Ⅳ．視聴覚の症状

□⑭新聞の字が見づらい（老眼、白内障）
□⑮目が疲れる
□⑯人の声や電話の声が聞こえづらい
□⑰耳鳴りがする

Ⅴ・歯の症状

□⑱歯や歯肉に湯や水がしみる
□⑲歯茎から時々出血する
□⑳歯がぐらつく、歯が抜ける

Ⅵ・泌尿器・生殖器の症状

□㉑頻尿になり、尿の勢いがない
□㉒就寝後、トイレに3回以上行く
□㉓くしゃみや咳《せき》をした時、または急いだ時などに尿がもれる
□㉔性欲がなくなった（女性は閉経を迎えた）

Ⅶ・消化器の症状

□㉕食が細くなった
□㉖食欲はないが、食べれば食べられる
□㉗食物をよく喉につまらせる

□㉘便が細くなる、または出づらい（便秘）
□㉙すぐにお腹が張ってくる

Ⅷ．心臓、呼吸器の症状

□㉚歩いたり、仕事をすると動悸《どうき》や息切れがする
□㉛脈が乱れる（不整脈や頻脈）
□㉜時々胸が痛くなる
□㉝昼間より夜間の尿の量、回数が多い（慢性心不全）
□㉞食物、煙、ほこりなどでむせる（咳が出る）
□㉟風邪をひきやすい

Ⅸ．脳動脈硬化症の症状

□㊱時々頭がふらつく
□㊲もの忘れがひどい
□㊳熟睡できない

□㊴喜怒哀楽が激しい
□㊵スムーズに話せない
□㊶感激、感動することがなくなった
□㊷新しいことをやる気がしない

・5項目以下……まだまだ、若々しい
・6～10項目……老化がすぐ近くまできている
・11～15項目……老化が始まっている
・16～20項目……老化している
・21項目以上……老化が進んでいる

さて、いくつチェックがついただろうか？　人間は年とともに老化が始まるのは致し方ないことではあるが、40代で4個、50代で5個、60代で6個、70代以上なら7個以上チェックがついたら、その年代としては老化の進行が早まっている可能性がある。本書を読んで今日からすぐに老化対策を実践することをお奨めする。

「健康寿命」が長い都道府県の特徴

いくら平均寿命が長くなっても、介護が必要になったり、寝たきりでは、人生の楽しみが半減する。そこで、近年、「介護を受けたり、寝たきりにならずに自立して日常生活を送ることができる期間」が「健康寿命」と定義され、重視されている。厚生労働省が告示した「健康日本21（第二次）」で、国民の健康増進の推進に関する基本的な方向の1つとして「健康寿命の延伸《えんしん》と健康格差の縮小」が目標とされている。

厚労省が3年に1回行う「国民生活基礎調査」をもとに推計している最新の2016年のデータによると、健康寿命は図表1－1のごとく、男性＝72・14歳、女性＝74・79歳。

2001年は、男性＝69・40歳、女性＝72・65歳だったので、男女とも2歳以上延びたことになる。

平均寿命から健康寿命を差し引いたもの（図表の中の〈差〉）が、健康に生活することができない期間になる。健康寿命を延ばし、この期間を短くすることが、心身ともに健康な生活を長く維持することにつながる。

平均寿命の1位～5位（男性）の滋賀、長野、京都、奈良、神奈川が、健康寿命の「べ

（図表1-1）日本人の平均寿命と健康寿命の推移

西暦（年）	男性		
	平均寿命（歳）	健康寿命（歳）	差（年）
2001	78.07	69.40	8.67
2004	78.64	69.47	9.17
2007	79.19	70.33	8.86
2010	79.55	70.42	9.13
2013	80.21	71.19	9.02
2016	80.98	72.14	8.84

西暦（年）	女性		
	平均寿命（歳）	健康寿命（歳）	差（年）
2001	84.93	72.65	12.28
2004	85.59	72.69	12.90
2007	85.99	73.36	12.63
2010	86.30	73.62	12.68
2013	86.61	74.21	12.40
2016	87.14	74.79	12.35

厚生労働省の研究班による「国民生活基礎調査」からの推計値より

（図表1-2）健康寿命ベスト5・ワースト5

健康寿命ベスト5

	男性	女性
1位	山梨	愛知
2	埼玉	三重
3	愛知	山梨
4	岐阜	富山
5	石川	島根

健康寿命ワースト5

	男性	女性
1位	秋田	広島
2	愛媛	北海道
3	徳島	京都
4	和歌山	徳島
5	高知	滋賀

2016年。厚生労働省健康21〈第2次〉推進委員会資料より

スト5」に入っていないし、女性の平均寿命の1位〜5位の長野、岡山、島根、滋賀、福井のうち、島根のみが「健康寿命」の5位に入っている。つまり「平均寿命」と「健康寿命」の乖離《かいり》が見てとれる。

山梨県がなぜ健康寿命が長いかは、「山や坂が多く、県民の方は日常生活でいつも坂道を上ったり、下ったりして、足腰の筋肉が自然に鍛えられているからだろう」という推測がつく。

長崎や横浜など、坂の多い町では、「坂の上のほうに住んでいる人たちは、ガン、糖尿病、高血圧、心筋梗塞、脳卒中……等々の生活習慣病が少ない」とする疫学データもある。

「ロンドンの2階建てバスの運転手と車掌では、運転手の高血圧、心筋梗塞などの罹患《りかん》率が車掌のそれよりずっと高い」のは「車掌は、1階と2階を常に昇り降りして

いるのに、運転手は座ったまま、脚を動かさないから」だという。

また、山梨は、桃、ブドウ、サクランボ……等々、日本一、果物の豊富な県である。

こうした果物の中に含まれるポリフェノールが、食べる人の体内の活性酸素を除去し、動脈硬化、ガン、老化などを防いでいることも考えられる。

そして、もう1つ。山梨県は、人口に対する「図書館の数が全国1位」で「県民の読書好きも、健康寿命1位と関係している」という推測もある。

米国のエール大学で「50歳以上の3635人を、本を読むグループと全く読まないグループに分けて12年追跡調査をした」ところ、「本を読むグループは、全く読まないグループより寿命が約2年長かった」というほかに、「週3・5冊以上読む人は全く読まない人よりあらゆる病気での死亡リスクが低い」こともわかったという。

「ロコモチェック」に1つでも当てはまったら要注意

「健康寿命」を延ばし、快適な老後を過ごすには「ロコモ」とは無縁になるように脚(足腰)の筋肉を鍛える必要がある。

「ロコモ」とは〝locomotive syndrome〟(ロコモティブシンドローム。locomotive =運

動の、移動の、syndrome＝症候群）の略語で、２００７年に日本整形外科学会が提唱した概念である。「加齢に伴う筋力の低下や、関節や脊椎《せきつい》の病気、骨粗しょう症などにより、運動の機能が衰えて、要介護や寝たきりになったり、そのリスクが高い状態」と定義されている。

日本整形外科学会が定めた「ロコモチェック」（略してロコチェック）の項目は次の７つで、１つでもあると「ロコモ」と診断される。

（1）片脚立ちでくつ下がはけない

脚力やバランス能力の低下（足腰の衰え）を表している。

（2）家の中で、つまずいたり滑ったりする

段差のない家の中でのつまずきは「足腰の衰え」を表している。

（3）階段を昇るのに、手すりが必要である

足腰の筋力の衰えのため、腕の力が必要となる。

（4）横断歩道を青信号で渡りきれない

青信号の点灯時間は歩行速度を秒速1mで設定されている。その時間で渡りきれないのは「歩行速度が遅い」＝「足腰の衰え」を表している。

（5）15分くらい続けて歩けない

足腰の衰えのほか、心臓、肺の機能の低下を表している。

（6）2kg程度の買い物が困難

肩、腕をはじめ上半身の筋力の低下を表している。

（7）家の中のやや重い仕事（掃除機の使用、布団の上げ下ろしなど）が困難

前かがみが必要な仕事がつらい人は足腰および上半身の筋力の低下を表している。

(図表1-3) 介護が必要となった原因

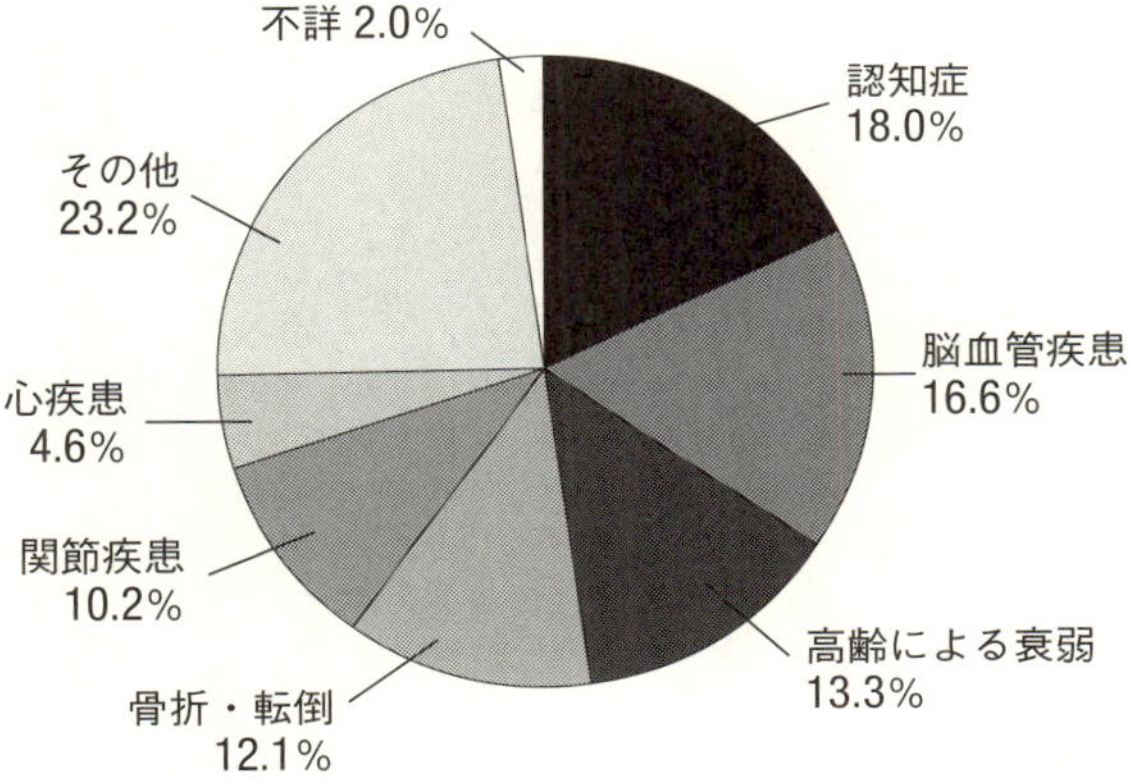

2016年。厚生労働省「国民生活基礎調査」より

健康寿命を短くする要因は筋力の衰え？

「介護が必要となった原因」としては図表1－3のごとく、

（1）認知症
（2）脳血管疾患（脳出血、脳梗塞）
（3）衰弱（高齢による）
（4）骨折・転倒
（5）関節疾患
（6）心疾患
（7）その他

の順になっている。

（4）の骨折・転倒、（5）の関節疾患の最大の原因は、「筋力低下」であることは明白だ。

（3）の「衰弱」は「sarcopenia」（加齢性筋肉減弱症）ともいわれ、「体の筋肉量が減少していき、筋骨のみならず、体の全臓器に老化現象が起こり、衰弱していく状態」のことで、歩行速度が低下し、骨折転倒が増える。

「サルコペニア」の患者は、ガン手術後の死亡リスクが2～3倍になるという研究もある。

（1）～（5）は筋力の衰えと大いに関係している症状である。

筋力、とくに脚（腰・尻）の筋肉の衰えが、ほぼイコール「老化」と考えてよい。

脚（腰・尻）の筋肉の弱りが原因となり、皮膚、目、消化器、呼吸器、循環器、泌尿器、脳神経系……の老化を進展させていくわけだ。

昔からの金言「老化は脚から」はまさに正鵠《せいこく》を射た表現である。図表1－4からも、脚（大腿前部）や腹筋などから筋肉の衰えが始まることが見てとれる。

皮膚や目、耳、胃腸、肺、泌尿器……等々に老化の症状が出ても、よほどひどくない限り「年だから仕方ない」くらいに思って、そうした症状ともうまく付き合っていける。しかし「要介護」や「寝たきり」になると、生きる楽しみも半減する。よって「健康寿命」という概念がにわかに脚光を浴びてきたわけだ。

（図表1-4）衰えの早い筋肉・遅い筋肉

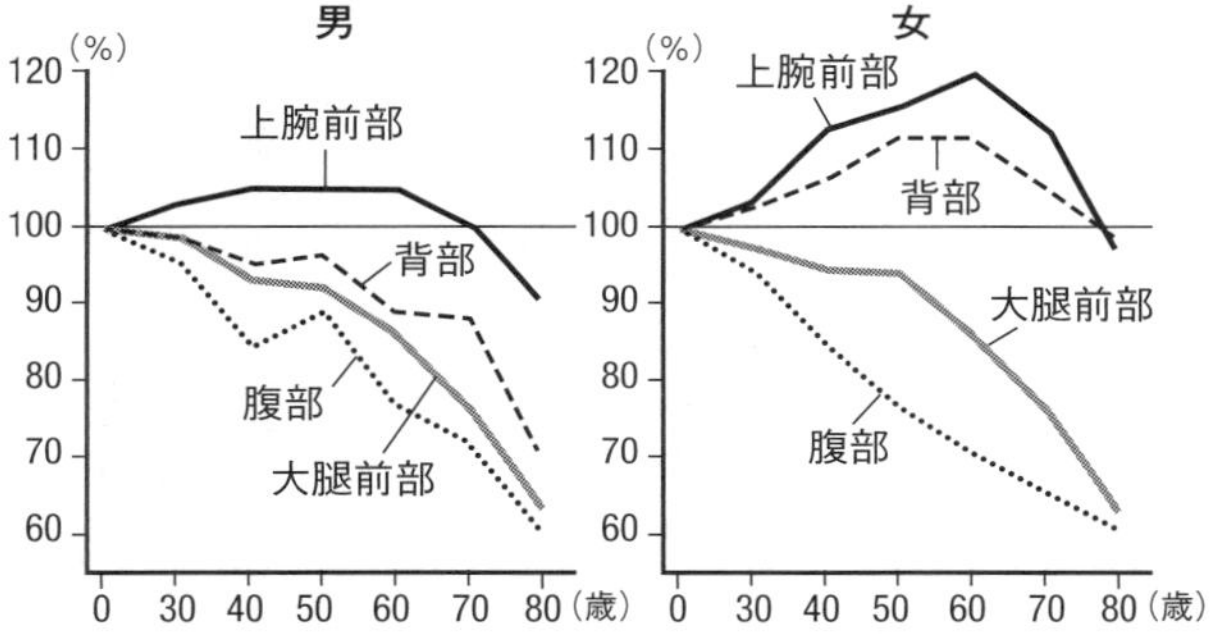

20歳代の各部位の筋肉量平均値を100%とする。
福永哲夫監修『貯筋運動指導者マニュアル』より

漢方医学では、

①腹筋の力の低下＝虚弱体質

手のひらで、仰向けになってもらっている患者さんの腹筋を押圧し、全く何の抵抗もなく「腹がペチャンコになる」人は、体力のない「虚弱体質」と、即診断できる。

②お腹が冷たい

「腹」＝「お中」だから、お腹が冷たいということは全身が冷えている（体温低下）ので免疫力が低下している、と判断する。

体温が1℃下がると、免疫力は約30％減弱するとされているのだから。

③ヘソより下の筋力の低下＝臍下不仁

同様の触診で腹を押圧した場合、腹より上に比べて、ヘソより下が極端に弱い（抵抗がない）場合、漢方医学の用語で「臍下不仁《さいかふじん》」といい、「老化」「腎臓、膀胱《ぼうこう》、前立腺、子宮、卵巣……など泌尿生殖器系の機能低下」を表す。

筋肉の生理作用が老化・病気を防いでくれる

筋肉、とくに脚（腰・尻）の筋肉が弱ると、スムーズな歩行ができなくなったり、膝や腰の痛みも生じやすく、運悪く、転倒、骨折（とくに大腿骨頸部《だいたいこっけいぶ》）でもすると、寝たきりになり要介護生活が始まる……ということは想像に難くない。つまり「ロコモ」に陥ると、こうした状態を余儀なくされるリスクが高くなる。

しかも、最近の「筋肉」の研究により、筋肉は姿勢を正したり、手足を動かしたりするだけではなく、心臓、肺、胃腸……など内臓に大きな影響を与える「生理作用」を行っていることが明らかにされつつある。筋肉の生理的役割には次のようなものがある。

①体熱の40%を産生して血流をよくする

筋肉を動かすと、体温が上がり、その結果、血液中の糖、脂肪、コレステロール……等々の栄養物質、尿酸、乳酸……などの老廃物の燃焼、処理が促され、高血糖（糖尿病）、高脂血症（脂質異常症）、高尿酸血症（痛風）……などの予防、改善につながる。

体が温まると、血管が拡張して血流がよくなり血圧も下がる。

②milking action（ミルキングアクション＝乳しぼり効果）により心臓の働きを助ける

筋肉を動かすと、筋肉組織が収縮、弛緩《しかん》する。その時、筋肉内を走っている血管も収縮・拡張をする。これを「乳しぼり効果」という。下半身の血液は筋肉の「乳しぼり効果」によって心臓に戻っていく。つまり、筋肉の運動は、心臓の働きを助け、血圧を下げる効果も発揮する。

以前は、心臓病患者には、心臓に負担をかけないようにと、「絶対安静」を強制していたが、最近は心臓病患者に、週３～４回筋肉運動をさせる「心臓リハビリ」によって、心臓病の再発の予防を図る病院が増えている。

③毛細血管を増やして血圧を下げる

筋肉運動によって筋肉が発達すると、筋肉内の毛細血管の数が増えるので、心臓から送られる血液に対する血管抵抗が減少して血圧が下がる。

逆に、筋肉運動を怠ると、毛細血管はどんどん消失してしまう。これが最近話題になっている「ゴースト（ghost）血管」である。

④冠動脈や脳動脈のバイパスの形成を促し、脳梗塞や心筋梗塞のリスクを下げる

筋肉運動を十分に行っている人の冠動脈（心筋に栄養と酸素を送る血管）の直径は大きく、さらに冠動脈の周囲に多くのバイパス（側副血行路）がつくられている。同様に運動は脳動脈のバイパス形成も促す。

よって狭心症、心筋梗塞、脳梗塞のリスクが減少し、たとえこうした病気に罹患しても症状が軽くてすむ上に、回復も早い。

⑤骨を強くする

筋肉を動かすと、骨への血流がよくなり、骨を強くし、骨粗しょう症の予防、改善につながる。

「骨は加えられた力に反発して強くなる」（Wolff《ウォルフ》の法則）ので、骨を強くするには、食事より筋肉運動のほうがはるかに大切である。

⑥筋肉細胞からテストステロンが分泌され「自信」が湧く

筋肉運動をすると、筋肉細胞での「テストステロン」（男性ホルモン。女性の筋肉からも少量分泌される）の産生、分泌が促進され、自信とやる気が出て、「うつ」の予防、改善につながる。

また、女性ホルモン過剰で誘発される乳ガン、卵巣ガン、子宮体ガンの予防にもなる。

⑦脳の血行をよくし、記憶力をよくし、ボケを防ぐ

「筋肉運動により、脳の中の海馬《かいば》（記憶中枢）の血行をよくして、記憶力向上、ボケ予防に役立つ」（ニューヨーク大学のA・コンビット博士）と以前から指摘されていたが、筋肉運動により「神経細胞成長因子」が分泌され、脳神経細胞が増加し、記憶力をはじめ、脳の働きがよくなることが明らかにされている。

⑧消化管移送時間が短くなり、便秘や大腸ガンが防げる

食べたものが、胃腸で消化吸収され、大便として排泄されるまでの時間（消化管移送時間）が、運動によって短縮される。その結果、発ガン物質の大腸細胞への刺激時間が短くなり、大腸ガン発症のリスクが下がる。

等々、筋肉の生理作用は、断片的に研究発表されていた。さらに、詳しくは次項で述べるが、近年、筋肉細胞よりマイオカインというホルモンが分泌され、種々の病気の予防や改善に役立っていることが明らかにされた。

健康活性ホルモンはおもに下半身から分泌される

私が長崎大学医学部を卒業して、入局した内科が血液内科であった。来る日も来る日も白血病や悪性リンパ腫など、当時は、不治の病とされていた難病を相手に、数種類の抗ガン剤を組み合わせて大量投与する治療を続けていた。受けもち患者は頭髪が抜け、嘔吐《おうと》、下痢をくり返し、血小板減少による大出血（吐血《とけつ》、下血《げけつ》、喀血《かっけつ》、皮下出血）、白血球減少

による重症肺炎、敗血症……等々を起こし、１週間で４～５人も亡くなられることもあり、ペーペーの新前医者にとっては、とてもつらかった。

患者さんにとっても、自分自身にとっても、このまま、こんなつらい治療を続ける自信がなくなり、予防医学を志すべく、長崎大学大学院・医学研究科博士課程を受験するため猛勉強をし、幸いにも首席で合格できた。首席といっても、受験生が８人と少数ではあったが。

大学院では「食物と運動が免疫能にどんな影響を及ぼすか」についてをテーマに、朝から晩まで、顕微鏡を通して白血球の貪食能《どんしょく》、殺菌能……などを観察していた。

毎日10時間近く顕微鏡をのぞいていると、目が疲れて目や頭が痛くなる。それが数日続くと、吐気が出てくる。夕食のアルコールもご飯もまずい。大小便の出も悪くなり、睡眠もよくない……という体調不良に陥った。

そんな時、「走りたい！」という本能の命令で、一日の研究が終わると、医学部のグラウンドを１時間くらい無心で走ることにしたところ、日ごとに体調が良くなり、すべての不快症状が雲散霧消《うんさんむしょう》した。すると、学生時代にやっていたウェイトトレーニングも再開したくなり、週２～３回１００kgのバーベルを使ってのベンチプレスやスクワットも併せてやることにしたところ、顕微鏡を1日に12時間のぞこうが、13時間のぞこうが何の不快症状も出なくなった。

よって、この頃、筋肉運動をすると筋肉細胞から何らかの「健康増進物質」が分泌されると推測し、「myohealthin」（マイオヘルシン。myo＝筋肉の、health＝健康、in＝抽出物）と命名し、一人悦に入っていた。

その物質がどういう物質なのかを確かめるために、抽出してみようとか、化学式を決めようとか、そういう意欲は全くなかったが。

大都市圏のサラリーマンに人気の夕刊紙「日刊ゲンダイ」に上皇陛下の冠動脈バイパス手術を執刀された、順天堂大学医学部附属順天堂病院院長で、心臓外科医の天野篤博士の「心臓病はここまで治せる」のコラムが連載されている。２０１７年１月26日号に「最近の研究では、筋肉には臓器の働きを維持するために重要な生理活性物質を分泌させる内分泌器官としての役割があり……」という一文が載っていた。つまり私が40年前に推測した「健康増進物質」(myohealthin）のことで、「myokine」と命名されている。

〝myokine〟(myo＝筋肉、kine＝作動物質）は２００５年にデンマークのコペンハーゲン大学のペデルセン博士が発見した「筋肉から分泌されるホルモン」で、夢の「若返りホルモン」とも呼ばれている。

現在約50種のマイオカインホルモンが見つかっているが、主なものを列挙すると、

・ＩＬ－６……糖尿病や肥満を防ぐ
・アディポネクチン……糖尿病や動脈硬化、高血圧、うつ病、ストレスに効果
・ＳＰＡＲＣ……大腸ガンを抑制する
・ＦＧＦ－21……脂肪肝を防ぐ
・アイリシン……認知機能を改善する
・ＩＧＦ－１……アルツハイマー病の原因物質を減らす

などである。

マイオカインは特に下半身の筋肉から分泌されること、分泌期間は４ヶ月くらい……等々が明らかにされている。

よって、種々の病気の予防や改善には、足腰など下半身の筋肉を主に鍛えること、それ

を継続的に続けることが大切であることがわかる。

「歩くスピード」が病気や死亡率のリスクを左右する

こうした筋肉の生理機能を考えると、筋肉が種々の病気の発生や予防・改善に大いに関係していることがわかる。

ロコモチェックの（4）に「歩くスピード」がロコモかどうかの判断基準の一つになっているが、「歩くスピード」は脚（腰・尻）の筋力・筋量に関係しているので、病気や死亡のリスクを端的に予見する指標にもなりうるのである。

平均的な歩行速度は、1秒＝1・3ｍ（1分＝約80ｍ）で1時間に4・8㎞である。

「それより遅いと、転倒する確率が4倍になり、逆に1秒間で2ｍ歩ける人は転倒確率が5分の1に減る」というデータがある。

「アメリカ老人病学会報」（2007年11月号）に患者の体調がよくなって歩行速度が速くなると、死の危険は反比例して低下する」と発表されている。

アメリカのピッツバーグ医科大学で、65歳以上の3万4000人を対象とした調査で、「秒速1ｍ以上の人は、それ以下の人より長生きする」こともわかっている。

（図表1-5）歩くスピードと病気のリスク

歩くスピード	脳梗塞のリスク	糖尿病のリスク
遅い	1.0	1.0
普通	0.68	0.82
速い	0.42	0.60

アメリカでの調査より

同じく、ピッツバーグ医大のステファニー・ストゥデンスキー博士が「高齢者500人の日常の歩行速度を測定した後、9年後に同じ人たちの健康状態を調べた」ところ、「歩くスピード」の違いにより、

歩くスピードが遅かった人……77％死亡
歩くスピードが中程度の人……50％死亡
歩くスピードが速かった人……27％死亡

という結果が得られた。

また、同じくアメリカで看護師8万人を8年間追跡調査した研究がある。

歩くのが遅い（時速3・2㎞未満）
歩くのが普通（時速3・2㎞以上4・8㎞未満）

歩くのが速い（時速4・8㎞以上）に分けて比較したところ、遅いを「1・0」とした場合、前ページの表のような結果が得られている。

また、1日の「歩数」の多い人ほど「死亡リスク」が低下することも明らかにされている。71歳の日本人高齢者419人に、万歩計を持たせて、7日間連続で「歩数」を測定し、「1日の平均歩数」が、

（1）4503歩未満
（2）4503〜6110歩
（3）6111〜7971歩
（4）7972歩以上

の4群に分け、平均9・8年間追跡調査がなされた。その結果、（1）の「4503歩未満」

（図表1-6）下位25％の人の上位25％の人に対する死亡率

歩行速度	2.87倍
椅子から立ち上がる時間	1.96倍
握力	1.67倍

『British Medical Journal』（2010年9月号）より

のグループに比べ、（4）の「7972歩以上」のグループでは、「死亡リスクが54％以下」という結果が得られた（2018年4月23日、公衆衛生学〈オープンアクセスジャーナル〉）。

英国医師会の医学誌『British Medical Journal』（2010年9月号）にロンドン大学のレイチェル・クーパー博士らが、5万3476人の「種々の身体能力と死亡率」の関係を調べたところ、上の表のごとく、興味深い結果が得られた。

筋肉、とくに「歩行速度」や「椅子から立ち上がる時間」に直接影響する下半身の筋力が弱い人（下位の人）ほど死亡率が高かった。

加齢とともに「体を温める食物」を多く摂る必要性

下半身の衰えに影響するのは、筋肉運動だけでなく、食物も大きく関わっている。とくに体を冷やす食物は、下半身の筋肉をはじめとした体の諸器官を硬くし、老化を早める原因となる。

人間は、体温が高く、赤血球が多いゆえに、体が赤くて柔らかい「赤ちゃん」で生まれ、年齢とともに体温が下がっていき、白髪、白内障、白斑《はくはん》などが目立ってくる「白ちゃん」（老人）になる。

「白」は雪の色が白く、冷たいことからして、「冷える色」と言ってよい。宇宙の物体は、冷やすとすべて硬くなる。「水を冷やすと氷になる」「食物を冷凍庫に入れると硬くなる」ように。

よって、人間も年とともに、体温が低くなっていくと肌がカサカサと硬くなり、筋肉や関節も硬くなって、立ち居振る舞いも硬くなっていく。それと並行して、内臓も硬くなり、動脈硬化、心筋梗塞、脳梗塞などの血栓症（血の固まり）、ガン（癌＝疒の中の嵒〈「嵒」は岩の意味〉）……等々、硬くなる病気にかかりやすくなる。

つまり、「老化」とは、ある面「冷え（体温低下）」から起こることを雄弁に物語っている。

よって「老化」を防ぐためには、体温の約40％は筋肉で産生されているのだから、サルコペニアに陥らぬよう、日常生活の中に、ウォーキングほかの筋肉運動を積極的に取り入れて、体温を上げる必要がある。

そのほか、入浴、温泉、サウナ、岩盤浴……等々、やってみて「気持ちがよい」と感じ

（図表1-7）体を冷やす食物・温める食物

体を冷やす陰性食 （青・白・緑）	体を温める陽性食 （赤・黒・橙）
牛乳	チーズ
白米、白パン	玄米、黒パン
白砂糖	黒砂糖、ハチミツ
大豆、豆腐	黒豆、納豆、黒ゴマ
洋菓子、クリーム	和菓子、チョコレート
葉菜（レタス、サラダ、 キュウリ）、ウリ	根菜（コボウ、人参、 レンコン……） 葉菜でも漬物、煮物、 炒め物
南方産フルーツ（バナナ、 パイン、マンゴー、ミカン）	北方産フルーツ（リンゴ、 サクランボ、ブドウ、 イチゴ）
ビール、ウイスキー・ブラ ンデーの水割り、 白ワイン	黒ビール、赤ワイン、梅酒、 紹興酒、日本酒熱燗、 焼酎お湯割り
緑茶	紅茶、ハーブティー、コンブ茶、 番茶、ウーロン茶、ココア
酢、マヨネーズ	黒酢、塩、味噌、醤油
肉・魚の脂身、卵白	赤身肉、卵黄（卵）、 魚肉（とくにサケの赤身）、 佃煮

（図表1-8）陰性食も陽性食に変えられる

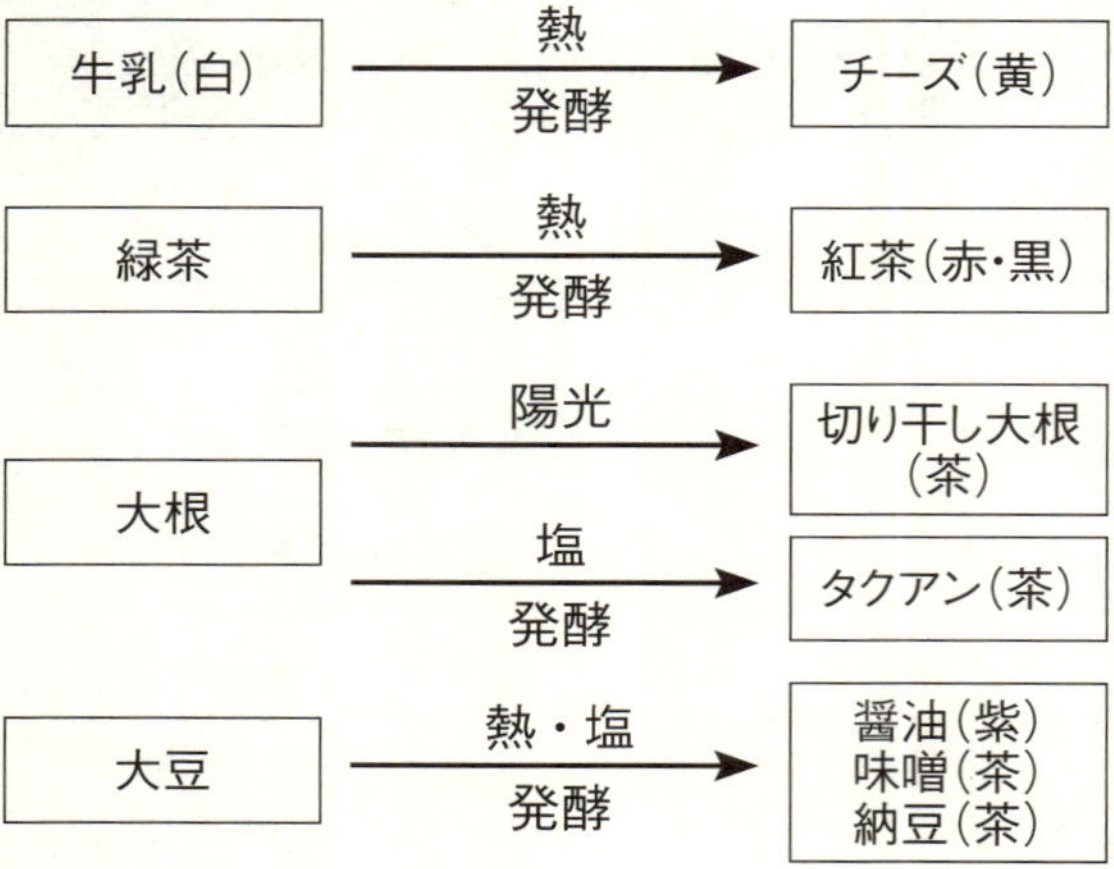

られるものがあれば、どんどん活用して、体を温める必要がある。

さらに、体の中心である「お中」＝「腹」には一日中、一年中ハラマキを巻いて内臓を温めて活性化させると、体全体が温まってくる。

その上で、年齢とともに、「体を温める食物」を多く摂るように心がけることが大切だ。

西洋医学、栄養学では、食物の価値は、タンパク質、脂肪、糖、ビタミン、ミネラルの五大栄養素と含有カロリーで判断される。

しかし、漢方医学では、2000年も前から食べると体を「温める（陽性）食物」と逆に「冷やす（陰性）食物」を厳然と区別し、病気の治療や健康増進に役立ててきた。

夏には、キュウリ、スイカ、冷や奴、ビール、ソーメン……などを食べるとおいしいのは、こうした食物が「体を冷やす食物」だからである。逆に、冬には肉、卵、醤油、ネギ……等々でつくるすき焼きが人気を博す。体を温める食物でつくられているからである。

含有カロリーとは全く関係なく、外観が青、白、緑の冷色の食物は体を冷やし、赤、黒、橙の暖色の食物は体を温める。

年齢とともに体温が下がっていくので、年をとるほど、体を温める「陽性食」を多く摂る必要がある。

何しろ、体温が1℃下がると免疫力が約30％低下するとされているのだから。

なお、体を冷やす「陰性食」も、図表1-8のように、熱（火・日光）や塩を加えると、外観の色も暖色に変わり、体を温める「陽性食」に変化する。

色が濃くても体を冷やす食物はコーヒー、トマト、カレーで、その訳は、それぞれエチオピア、南米、インドと、熱帯が原産だからだ。暑い地方原産の食物は体を冷やす。

なお、玄米、胚芽パン、芋類、アワ、キビ、ヒエ……など黄色～うす茶色の食べ物は、人類が主食にしてきた、体を冷やしも温めもしない「間性食」なので、いつ、誰が食べても問題ない。

第2章

食べ方一つで老化はコントロールできる

——健康寿命を延ばしたかったら「食べてはいけない！」

年代に応じて食生活を変える――二木謙三博士の「食養論」

この本の読者の中には、そのご高名をご存知ない方が多いと思うが、昔、「二木《ふたき》謙三」という東大内科教授がいらっしゃった。略歴は、

・1873（明治6）年：秋田佐竹藩の藩医の子息として誕生
虚弱のため、小学校入学が3年遅れる。その後、玄米食で健康になられる。

・1901（明治34）年：東京帝国大学医学部卒業
以後、ドイツに留学し、天然免疫に関する世界的業績を残す。駒込病院長、東大内科教授を歴任、勲一等瑞宝章、文化勲章などを授与される。

・1966（昭和41）年：93歳で死去

日本の医学界の重鎮だった二木謙三博士は「玄米は生き米、白米は死に米」を合言葉に、

玄米食の普及と健康推進運動を展開された。二木謙三博士の「食養論」は以下の通りである。

・乳幼児

母乳で育てるのがベストの時期。母乳が足りない時は、玄米の重湯（3合）に牛乳（1合）を混ぜて与える。乳児の成長不良の場合、牛乳の比率を多くする。

・1歳前後の幼児

柿、リンゴ……など熟して「赤色」をした柔らかな果物を与える。原始時代の幼児はハイハイができるようになったら、熟して土に落ちていた赤い色の果物を食べていたのだから。

・2歳〜6、7歳

米、芋、野菜、豆類、果物……等々、植物性の食物を中心に与える。

・6、7歳～15、16歳

骨や歯の成長期。原始時代の子供たちは川で小ブナやドジョウ、海岸で貝、エビ、カニ、小魚、野山でイナゴ……等々を採取し、丸ごと食べて、その中に含まれるカルシウム、リン、鉄、亜鉛……等々のミネラル分を摂取し、骨や歯の成長に役立てていた。よって、米、芋、豆腐、野菜、果物のほかに、こうしたミネラル分の多い食物を積極的に摂るべき時期である。

・16歳～40歳

人生の中で一番筋力が強い時代。原始時代は、野山で狩りをし、イノシシやウサギの肉を存分に食べていた。よって、この年代の時期は、米、芋、豆、野菜、果物のほかに、肉をはじめ魚……等々、動物食もしっかり摂ってよい。

・40歳～60歳

体力的に15、16歳以下の少年時代に戻る。もはや、イノシシなどの獣を捕らえる力はない。当然、胃腸の力（消化力）も低下する。よって、この年齢の人たちは、米、芋、豆腐、野菜、果物のほかに、動物性食品は近海の魚、魚介（エビ、カニ、イカ、タコ、貝）を中心に摂取すべき時期だ。

・60歳〜80歳

6、7歳くらいの少年の体力になるので、米、芋、野菜、豆腐、果物など植物性食品を中心に摂取すべき時期。

・80歳〜100歳

哺乳児と同じくらいに食物の消化、吸収力が低下するので汁類、玄米の重湯、味噌汁、あま酒、スープなどを中心に食べるべき時期になる。

……というのが、二木博士の持論であった。「こうして、本当の生理的状態に適応した食事をとるならば、100歳になっても俗にいうボケるようなことはない。頭の働きから、肉体の働きまで健全に生きることが人間の本性である」ともおっしゃっている。

そして、健康長寿を考えたとき、年代に応じて食生活を変えていくこと、とくに下半身から体力が衰えてくる60歳頃からは、食事の内容を大きく変えていく必要があることを示唆されている。

日本はおろか、世界の医学界で大活躍され、自らも持論を実行し、93歳の天寿を全うされたのだから、この論に文句のつけようはあるまい。

二木博士は、お酒は大好きであったらしい。後述するが、お酒は適量であれば健康長寿に貢献することがわかっている。

食事は1日1食（夕食）で、まず、日本酒の熱燗《あつかん》1～2合を飲まれ、それから、玄米ご飯1膳、味噌汁、魚介の煮物少量……という少食であったらしい。これも健康長寿の大きなキーワードだ。

各種医学研究が示唆する人間の寿命の限界

旧約聖書の創世記第6章に、

「そこでヤハウェイは言われた。〝私の霊はいつまでも人の中にとどまることはできない。人といっても彼は肉であるから、その寿命は120歳に決めよう……〟」

とある。

この「120歳」には、信憑性がある。フランスの学者ビュフォンやフロランスは、「体

の発育期が長いほど寿命が長い」という説を立て、

（動物の限界寿命）＝（成長に要する時間）×５～６倍

とした。それによると人の脳の成長は「20～25歳」でストップするので、

（人の限界寿命）＝（20～25）×（５～６）倍＝１００～１５０歳（平均１２５歳）

となる。

１９６１年米国ウィスター研究所のヘイフリック博士は「人の限界寿命＝１２５歳」としている。その理由は、４ヶ月の胎児の肺から摘出した線維芽細胞を培養したところ、きっちり50回の分裂をした後分裂をやめた。１回の分裂期間を平均２・５年とすると、

２・５年×50＝１２５歳

が「人の細胞の寿命、すなわち、人の限界寿命」と考えた。

これとは逆に、2度と分裂をしないとされる脳細胞から推測する説もある。年齢とともに、脳細胞が破壊されて脳の重量が軽くなっていくことから推測した脳細胞の生存の限界値は、やはり「120年」というものである。

また、120歳になると、血液型のA、B、O、AB型の区別がつかなくなる、とされている。人類のもともとの血液型の基本型「O型」に戻る、というのである。

「テロメア」から推測する最新の人の限界寿命も「120歳くらい」で落ちつくようだ。加齢にともない短縮していく遺伝子(DNA)の末端部がテロメアで、「年齢とともに短くなっていき、120歳くらいになると、テロメアが消失する」という。

こうしたことから、人間は誰しも120歳くらいまでは生きられる能力があることがわかる。

しかし、「食べすぎ」「運動不足」「ストレス」……等々のマイナス要因が「120歳」から減点され、その人の寿命が決まる。

（図表2-1）歴代の日本の長寿者20傑

順位	名前	性別	生・没年	年齢
1	泉重千代	男	1865?-1986	120歳?
2	小林やと	女	1846?-1964	118歳?
3	田島ナビ	女	1900-2018	117歳
4	都千代	女	1901-2018	117歳
5	大川ミサヲ	女	1898-2015	117歳
6	田中カ子	女	1903-存命中	116歳
7	猪飼たね	女	1879-1995	116歳
8	木村次郎右衛門	男	1897-2013	116歳
9	本郷かまと	女	1887?-2003	116歳?
10	秋山シモエ	女	1903-2019	115歳
11	中村はるみ	女	1900-2015	115歳
12	松下しん	女	1904-存命中	115歳
13	大久保琴	女	1897-2013	115歳
14	長谷川チヨノ	女	1896-2011	115歳
15	知念カマ	女	1895-2010	114歳
16	石黒喜代子	女	1901-2015	114歳
17	日野ユキヱ	女	1902-2017	114歳
18	大平ひで	女	1880-1955	114歳
19	皆川ヨ子	女	1893-2007	114歳
20	小山ウラ	女	1890-2005	114歳

2019年5月末時点。生年に諸説ある人も含む

百寿者が増える一方で、若年死も増加？

２０１８年９月の段階で、日本の１００歳以上の長寿者は６万９７８５人、２０１９年５月末時点の最長寿者は、女性＝田中カ子《ね》さん（１１６歳）、男性＝渡邉智哲《ちてつ》さん（１１２歳）である。

歴代の日本の長寿者20傑を前ページに示した。

ここ数年平均寿命が、男≒81歳、女≒87歳とされながらも、次の図表２－２のごとく、55歳以下で亡くなる有名人の「若者」も多い。

男女合わせた平均寿命を仮に「85歳」とする。一世代＝30年だから、（85－30）＝55歳以下で亡くなる人は「若年死」と言ってよいだろう。２０１５年から、55歳以下でなくなられた有名な方の一覧表を次ページ以降に示す。

百歳以上の長寿者が増える一方、55歳以下で〝若死に〟する人も増加の一途である。

食べすぎに健康長寿者なし

寿命の「長・短」の要因を挙げろ、と言われたら、私は「下半身の筋力の維持」とともに、「空腹」を経験したかどうかをあげる。

（図表2-2）惜しくも病気で早世した著名人

月日	氏名	享年	職業	死因
2015年 1月20日	斉藤仁氏	54	柔道家	肝内胆管ガン
5月2日	柳生真吾氏	47	NHK「趣味の園芸」のキャスター、園芸家	咽頭ガン
5月22日	丸山夏鈴さん	21	アイドル	転移性肺ガン
5月22日	大内義昭氏	55	音楽プロデューサー	食道ガン
5月28日	今井雅之氏	54	自衛隊出身の俳優	大腸ガン
7月11日	岩田聡氏	55	任天堂社長	胆管ガン
7月13日	渡辺英樹氏	55	ミュージシャン	大動脈解離
7月28日	泉政行氏	35	俳優	病名非公開
9月19日	黒木奈々さん	32	フリーアナウンサー	胃ガン
9月24日	川島なお美さん	54	女優	胆管ガン
10月27日	天野貴元氏	30	アマチュア将棋棋士	舌ガン
10月27日	松来未祐さん	38	声優	悪性リンパ腫（血液のガン）
11月22日	フジモトマサル氏	46	漫画家、イラストレーター	白血病
11月23日	今井洋介氏	31	アーティスト	心筋梗塞
12月11日	有沢比呂子さん	43	女優	心不全
2016年 1月10日	竹田圭吾氏	51	ジャーナリスト	すい臓ガン

月日	氏名	享年	職業	死因
3月2日	寺田緑郎氏	52	映画撮影監督	ガン
3月17日	横町慶子さん	48	女優	不明(2010年に脳梗塞)
4月3日	和田光司氏	42	歌手	上咽頭ガン
4月11日	立花千春さん	46	フルート奏者	ガン
4月26日	前田健氏	44	お笑いタレント	虚血性心不全
5月2日	松智洋氏	43	ライトノベル作家	肝臓ガン
5月17日	水谷優子さん	51	声優	乳ガン
6月3日	森岡賢氏	49	ミュージシャン	心不全
7月6日	池田弦氏	48	声楽家	虚血性心疾患(心筋梗塞)
8月3日	宮本敬文氏	50	写真家	脳出血
8月5日	平田実音さん	33	元・子役タレント	肝不全
9月17日	衿野未矢さん	53	ノンフィクション作家	膠原病(全身性強皮症)
9月24日	田中弥生さん	44	文芸評論家	肝臓ガン
10月9日	川島道行氏	47	ミュージシャン	脳腫瘍
10月10日	田中一成氏	49	声優	脳幹出血
10月20日	平尾誠二氏	53	元ラグビー選手	胆管細胞ガン
12月5日	黒沢健一氏	48	ミュージシャン	脳腫瘍
2017年 1月16日	露の雅さん	35	落語家	急性虚血性心疾患
2月12日	岡久留実さん	55	元新体操日本代表コーチ	ガン

月日	氏名	享年	職業	死因
3月7日	宮部行範氏	48	元スピードスケート選手	非公開
3月17日	危口統之氏	42	演出家	肺ガン
3月22日	佐藤大輔氏	52	作家	虚血性心疾患
3月25日	黒澤浩樹氏	54	空手家	急性心不全
5月9日	岩田美生氏	51	ミュージシャン	腎臓ガン
5月9日	一色徳保氏	37	ミュージシャン	脳腫瘍
6月18日	蓮実重臣氏	49	作曲家	S状結腸ガン
6月22日	小林麻央さん	34	フリーアナウンサー	乳ガン
6月28日	森慎二氏	42	元プロ野球選手	敗血症
7月4日	くりた陸さん	54	漫画家	乳ガン
7月18日	堀禎一氏	47	映画監督	くも膜下出血
8月9日	中村京紫氏	52	歌舞伎役者	舌ガン
9月3日	谷村孝氏	35	バレーボール元日本代表	心筋梗塞
9月18日	赤染晶子さん	42	小説家	急性肺炎
9月25日	つかじ俊氏	27	漫画家	大腸ガン
2018年 1月12日	柳家小蝠氏	42	落語家	肺炎
1月30日	有賀さつきさん	52	元フジテレビアナウンサー	卵巣ガン
1月31日	いときん氏	38	ET-KINGリーダー	ガン性心膜炎

月日	氏名	享年	職業	死因
2月19日	大家仁志氏	53	青年座俳優	大腸ガン
3月20日	笹井一個さん	42	イラストレーター	大腸ガン
7月6日	中尾翔太氏	22	FANTASTICS from EXILE TRIBE ダンサー	胃ガン
7月13日	藤田香さん	47	「黒魔女さんが通る」挿絵	すい臓ガン
7月20日	小林隆氏	51	内村航平を指導	胃ガン
8月15日	さくらももこさん	53	「ちびまる子ちゃん」の作者	乳ガン
9月18日	山本KID徳郁氏	41	格闘家	胃ガン
10月18日	真木和さん	49	アトランタ五輪女子マラソン代表	乳ガン
12月9日	重由美子さん	53	アトランタ五輪セーリング銀メダリスト	乳ガン
2019年 2月14日	時津洋宏典氏	49	元幕内力士	心不全
4月?日	森新吾氏	37	ダンサー、振付師(DIAMOND☆DOGSオリジナルメンバー)	心筋梗塞

明治の末～大正～昭和の初め生まれの長寿者たちは、粗食で、よく歩き、家事や農作業などの肉体労働を余儀なくされた人たちである。

東京近郊で病院を経営している私の友人が、「仮に同じ日に、70代、80代、90代の人が入院してきた場合、一番早く退院するのは90代の人、次が80代の人、その次が70代の人。もし、病院で亡くなられるなら、70代の人が一番多く、90代の人が一番少ない。年配の人ほど、若い時、よく歩いているのが要因だろう……」と言っていたのを思い出した。

もう１つは「空腹」である。１９４８（昭和23）年生まれの私でさえ、中流階級の家に育ちながら、１９５５（昭和30）年頃までは食物の量や種類が少なく、何度も「空腹」を経験したものだ。

終戦の１９４５（昭和20）年以前の、戦前、戦中の時代を生きた明治の末～大正～昭和の初め生まれの人は、もっと厳しい「空腹」の時代を過ごされてきた。

しかし、この「空腹」こそが、長寿の大きな要因であることが、近年の医学によって、明らかにされている。例えば、次のような効果である。

（１）空腹（断食）が、長寿（sirtuin《サーチュイン》）遺伝子を活発化させて、老化を防ぐことを、２０００年、米国マサチューセッツ工科大学のレオナルド・ギャランテ教授が証明している。
明治末〜昭和初め生まれの方々は「空腹」を嫌というほど経験し、その結果、大いに活性化した長寿遺伝子のおかげで、今日の「長寿」がある、と言ってもよい。

そのほか、空腹時には、

(2) 胃腸から「グレリン」(ホルモン) が合成されることで、さまざまな健康効果が期待できる。

①胃腸の働きの促進
(ⅰ) 食欲の増進
(ⅱ) 消化管の働きの活性化
(ⅲ) 胃粘膜の保護作用
②炎症を抑える
③心臓の働きをよくする
④自律神経の働きを調整する

⑤ストレスに対抗する
⑥脳の海馬（記憶中枢）の働きをよくして記憶力の増強、ボケを防ぐ
　など多彩な働きを発揮するのだ。

（3）免疫力のアップ

白血球は、30億年前に地球上に誕生したアメーバー様の単細胞生物が、分化・分裂・増殖をせず、原形をとどめたまま血液という海（血潮）の中を泳いでいる姿であると言ってよい。

我々（動物）が、満腹の時は、血液中も糖、脂肪、タンパク質、ビタミン、ミネラル類……などの栄養素が一杯で、それを食べる白血球も「満腹」であるゆえ、体外から侵入してくる病原菌やアレルゲン、体内で発生するガン細胞や老廃物をしっかり食べようとしない。つまり、満腹の時は免疫力は低下しているのである。

逆に、我々が空腹の時は、血液中の種々の栄養素も不足気味で、白血球も「空腹」なので、病原菌、アレルゲン、ガン細胞を貪食する力が旺盛になる。よって空腹時は免疫力が増強する。

風邪をひくなどして体調が悪くなった時、誰しも食欲がなくなることを実感しているだろう。造物主（神様）は、我々動物が病気や怪我をした時は、食欲を奪い、白血球を空腹にさせて、免疫力を上げて、治癒力を高めるようなメカニズムをつくったわけだ。

（4）autophagy（自食現象）の活性化

空腹（断食）時は、人体を構成する60兆個ともいわれる細胞の中に存在する、古いタンパク質、老廃物、ウイルスなどの病原体を、細胞自身が消化して処理（auto＝自身の、phagy＝食べる：自食作用）して病気を治し、老化を遅らせる。そのことを証明した日本の大隈良典博士に2016年のノーベル生理学・医学賞が授与された。

（5）若返る

雌のニワトリの産卵期間は約1年半だという。その後、卵を産まなくなった鶏は、以前は廃鳥処分にしていたとのこと。しかし最近は、産卵しなくなった「老鶏」に15日間の水断食をさせると、古い羽毛が抜け、新しい羽毛が生えてきて（養鶏学の用語で〝強制換羽《かんう》〟）若返り、さらに1年半産卵するようになるという。空腹（断食）は、肉体を若返らせるのだ。

空腹（断食）が老化や病気を防ぐことが、これまでの説明でおわかりいただけたかと思う。

さらに、つけ加えると、米国ボルチモアにある国立老化研究所のマーク・マットソン博士はマウス（ネズミ）を、

A群……好きなだけ食べさせる
B群……摂取カロリーを60％に抑える
C群……1日おきに食べさせて翌日は断食させる

の3群に分けて実験した。
その結果、

A群＝最も病気が多く、短命
B群＝A群よりずっと健康で長生きした
C群＝B群よりさらに健康で、しかも長寿を保ち、老化による脳の損傷も少なく、アルツハイマー病やパーキンソン病の発症も少なかった

という。

先の米国マサチューセッツ工科大学のレオナルド・ギャランテ教授が「腹6分の食物を与えた空腹サル」と「飽食状態にされたサル」を20年間追跡調査したところ、

飽食サル……シワだらけの顔、うすい頭皮、CTスキャンで脳の萎縮が顕著
空腹サル……シワの少ない顔、頭皮もフサフサ、CT検査で脳の萎縮もなく「青年の若さ」を保っていた

という結果が得られてもいる。

日本にも「腹8分に病なし、腹12分に医者足らず」という格言がある。

「病」のところを「老化」に置きかえると「腹8分に老化なし」とも言える。

よって、「少食にする」「腹8分以下にする」「空腹の時間をつくる」ことが、老化を防ぎ、若々しさを保つ王道と言ってよい。

「1食抜く」ことの驚くべき効用

少食を実践するならば、「1日3回の食事のままで、1食を腹7〜8分以下にする」という方法もあるが、食事するとつい食べすぎて、腹7〜8分以下が実践できないという方なら、

「1食抜いてみる」

というのも一法だ。

「1食＝4分」抜くことで、腹12分－腹4分＝腹8分になり、たちまち病気や老化と無縁になるのだ。

1日の生活のリズムや、仕事の時間、食欲の有無などから、一番抜きやすい食事を決められてよいが、生理的には「朝食抜き」が一番理に適《かな》っている。

朝は吐く息が臭い、目ヤニがたまっている、鼻汁が多い、尿が濃い……等々排泄が旺盛な時間帯である。その時、固形物を食べて胃腸が働き出すと、排泄現象がとまり、体内、血液内が汚れて病気の要因となる（漢方では「万病一元、血液の汚れから生ず」という）。よって、「朝食を抜く」ことで、排泄現象を持続させると体内・血液内も浄化され健康によい。

しかし、「朝食抜きでは力が入らない」という人は、紅茶にハチミツか黒糖を入れて飲

まれるか、人参2本・リンゴ1個を刻んで、ジューサー（ミキサーではない！）にかけて作る生ジュース（コップ2杯）を飲まれるとよい。

人体を構成する60兆個ともいわれる細胞の活動源は、ほぼ100％「糖」に頼っている。そもそも「空腹」とは、血糖が下がった時、脳が感じる感覚なので、糖分を摂れば、空腹感はない。

人参の効能については109ページで詳しく述べるが、リンゴは「1日1個のリンゴは医者を遠ざける」（英国の諺《ことわざ》）というくらい薬効あらたかな果物で、ほとんどのビタミン・ミネラルを有し、抗酸化力の強いリンゴポリフェノールも含んでいる。

「朝食」を紅茶か、人参・リンゴジュースですますのであれば、昼食はミニ断食あけの「補食」になるので、「そば」「うどん」「パスタ」「ピザ」……などの軽食ですまされるとよい。

朝食・昼食を軽くすませると、夕食は基本的には食べたいだけ食べても1日のトータルでは「腹8分」になる。

この「石原式基本食」を実践された人から、「6ヶ月で10kgやせた」「血糖値が下がった」「血圧が下がった」「風邪をひかなくなった」「10年間不妊症だったのに子宝に恵まれた」「心身ともに軽くなり、記憶力がよくなった」「白髪が黒くなってきた」……などという嬉しい便りをたくさんいただいている。

【石原式基本食】のススメ

〈朝〉・食べない　または、
・お茶に梅干し　または、
・生姜紅茶＝紅茶に黒糖・ハチミツ（＋すりおろし生姜）1～2杯　または、
・人参・リンゴジュース1～2杯　または、
・生姜紅茶1～2杯に、人参・リンゴジュース1～2杯

〈昼〉・そば（とろろ、ザルなど）にネギ、すりおろし生姜、七味唐辛子を存分にかける。
・具沢山のうどんにネギ、すりおろし生姜、七味をしっかりふりかける。
・パスタやピザにタバスコを存分にふりかける。

〈夕〉・アルコールを含めて何でもＯＫ。ただし、根菜や魚介類の料理を存分に食するとなおよい。

日中、空腹を感じたら、チョコレート、黒アメ、黒糖を食べたり、黒糖やハチミツ入りの紅茶を飲み、血糖を上げてやるといい。

あの大物まで！ 1日1食の有名人たち

「1日3食しっかり食べることが健康にとって大切」
「とくに朝食はとても重要」
……などという一般論を信じている人は、朝食抜きというと、びっくりされたり、疑問を感じられたりするだろう。

しかし、世の中には、1日たった1食しか食べないで、元気に大活躍されている超有名人がいらっしゃる。

タモリさん（73）、ビートたけしさん（72）、水谷豊さん（67）、千葉真一さん（80）、ドクター中松（91）、乳腺外科医で、ベストセラー『「空腹」が人を健康にする』の著書もある南雲吉則先生（64）、オペラの作曲家で『無敵の「1日1食」』（SB新書）著者の三枝成彰《しげあき》先生（77）（いずれも2019年8月1日時点）。

外国では、オバマ元米国大統領、それに筋肉隆々のロシア・プーチン大統領も1日1食

＋朝に軽くカーシャ（お粥《かゆ》）を食べられる程度とのことだ。

一流作曲家の創作力を支える「1日1食」

さて、件の三枝成彰氏は、1日1食の実践者でありながら、毎年1度は、私が経営する人参・リンゴジュースで健康増進を図る施設に断食においでになる。フサフサの髪、血色のよい顔色、俊敏な立ち居振る舞いは50代にしか見えない。

『無敵の「1日1食」』を出版される前の2015年12月に、「1日1食の健康効果について、対談をしてくれ」との三枝氏のご要望で、六本木の事務所を訪れ、約3時間の対談を行った（内容は同書に約30ページ掲載されている）。

対談が終わると、事務所の部屋の壁をほとんど占領している本棚から、数冊、雑誌や本を取り出して持ってこられ、「先生、私の元気の秘訣はこれ、これですよ」とページをめくって、指でさされた。なんと、エロ本だった。

「人間エロスがなくなると、老けるし、病気しますよ」と真顔でおっしゃる。これで、『無敵の「1日1食」』の内容に書かれている7つ目のキーポイントの意味が、理解できた（笑）。

エッセンスとしては、次のようになるだろうか。皆さんも本書と合わせて『無敵の「1

日1食」』も読んでみていただきたい。

～『無敵の「1日1食」』に書かれた「少食」のメリット

①食べるからお腹が空く、食べなければお腹は空かない
②食べると体力が消耗し、食べないと体力が高まる
③1日1食だけ、制限を設けずに食事を満喫する
④好きなものを好きなだけ食べても太らない
⑤仕事の効率が3倍以上になる
⑥1日1食なら年寄りにならない
⑦合言葉は「孫を抱くより、女を抱け！」

自らも少食で70歳超えても健康数値に異常なし

そして私自身の例も紹介しておこう。

私は、幼少時より虚弱体質で、よく風邪をひき、肺炎や軽い結核も患ったことがあった。

小学校高学年になり、50m走や草相撲で、ほかの級友たちに負けないことがわかると、

自信もついて、ずい分元気になった。

しかし、中学3年から大学1年までは下痢と便秘を毎日のようにくり返し、試験や、何かの行事があると悪化するという、今思えば「過敏性腸症候群」で悩んだ。

一般の西洋医、それに漢方医にもかかったが、薬石効なし。しかし、大学1年の時、ひょんなことから、「西医学《にし》」の小冊子が手に入り、その中に「キャベツジュース」が胃腸に効く……とあり、すぐに実践してみると、4年以上悩んだ、「過敏性腸症候群」が改善してきた。

そんなことで食事療法に興味をもち、東大内科の教授や駒込病院長などを歴任された、先の二木謙三博士の『食べ物と病気』や、今でも91歳でお元気に診療や研究を行っておられる森下敬一博士の『健康と美容の食生活』……等々を貪るように読んだ。どの本にも「玄米食が健康によい」と書いてあるので、早速、玄米食を始めると、あれほど苦しんだ「便秘」「下痢」「腹部膨満感」「しぶり腹」の症状が完全によくなった。

体が元気になると、何かスポーツがしたくなり、バーベルで体を鍛え、ベンチプレス、スクワットの挙上重量で競うパワーリフティング部に入部した。大学2年生の時である。

玄米、菜食＋魚介食くらいの食生活ながら、メキメキと力をつけ、大学4年の時は、体重

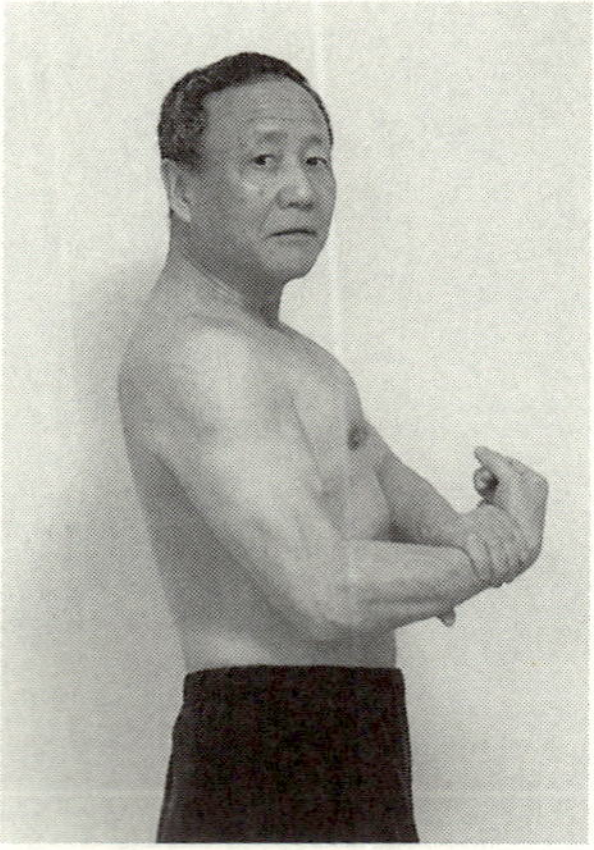

少食で健康を維持(71歳の著者)

58kgの軽量級ながら、ベンチプレス１００kg、スクワット１５０kgを挙げて、九州学生パワーリフティング大会で優勝した。

全階級で競うボディビル・コンテストでも3位に入賞した。ウェイトトレーニングは71歳の今日も続けている。

食生活は、25歳から46歳までは、

朝……人参・リンゴジュース　コップ2杯
昼……とろろそば
夕……イカ刺、タコ刺をつまみにビール、焼酎のお湯割り（または日本酒）を飲み、ご飯、
　味噌汁、納豆、エビの天ぷら、根菜の煮物やキンピラ……などの和食

というのが、ふつうの食事であった。

他人様には恥ずかしくて言えないが、極端な偏食で、肉、卵、牛乳、バター、魚が嫌いで、

動物性食品は、エビ、カニ、イカ、タコ、貝、カキなど魚介類しか食べない。

47歳から60歳までの約13年間、みのもんたさん司会の「午後は○○おもいッきりテレビ」（日本テレビ系）に毎月1～2回出演していたので、少々有名になった。すると、東京のクリニックにいる日は、昼休みの12時～1時までは、雑誌の取材の記者が来られるようになり、その人と一緒に熱い紅茶にすりおろし生姜、黒糖を入れた生姜紅茶を1～2杯飲むだけの「昼食」になり、大好物のとろろそばが食べられなくなった。それで今は、

朝……人参・リンゴジュース2杯　生姜紅茶1杯（黒糖入り）
昼……生姜紅茶1～2杯
夕……ビール、焼酎、根菜煮物、納豆、魚介の刺し身、エビの天ぷら

という食事が基本だ。昼間にかりん糖やクッキー、チョコレートをつまむことはあるが。

この1日1食生活にすると、空腹を感じるどころかむしろ、体調がますますよくなった。

お陰で71歳の今日まで40年間、病気知らずの生活を送っている。

週5日は1日10㎞（計50㎞）走り、週2日はウェイトトレーニングで鍛えている。

学生時代と比べ、下半身のスクワット運動は少々力が落ちて、120kgくらいしか挙上できないが、ベンチプレスは今でも90kg以上は挙上できる。74ページの写真は71歳の私だ。

「長生きする人は肉を食べる」は本当か

最近、テレビや新聞、健康雑誌などで、年齢とともに血液中のアルブミン（タンパク質）が低下していくので、「老人こそ、肉を食べよ」と主張する専門家（医師や栄養士）の意見を見聞きする。

血液100mℓ（＝1dℓ）に、総タンパクは6・7〜8・3g含まれている。

総タンパクは、「肝臓でつくられ、人体を構成する60兆個の細胞を養うアルブミン＝4・0〜5・0g/dℓと、病気と戦うためにリンパ球（白血球）で作られるγ－グロブリン（免疫グロブリンなどのグロブリン〈ほかにα1、α2、βなどのグロブリンがある〉」の2種類があり、合わせて「総タンパク」と呼ばれる。

総タンパク＝アルブミン（A）＋グロブリン（G）

アルブミンは「寿命予知タンパク」とも呼ばれ、アルブミン値の低下は「生命力の低下」「病気がきわめて危険な状態にあること」を示す。

つまり、アルブミンの合成工場である肝臓の病気（肝炎、肝硬変、肝臓ガン……）はもちろん、結核、リウマチ、免疫異常の病気（クローン病、潰瘍性大腸炎……）、肺気腫、間質性肺炎……等々、ありとあらゆる病気が長引き、重症化してくると、「アルブミンの量」は低下してくる。

よって、「病気」「不健康」でアルブミン値が低下してくると、それと反比例して、病気と闘うために「グロブリン」が白血球でつくられるので、グロブリン値は上昇してくる。

理想は、

アルブミン（A）＝約66・6％
グロブリン（G）＝約33・3％

つまりA／G（＝A÷G）が2・0であれば、良好な健康状態を表す指標となる。
あらゆる病気の長期化、重症化でアルブミン値の低下、グロブリン値の上昇が起こるので、A／G（比）の値が、1・2、1・0、0・9、0・8……と小さくなるほど、病気・体力の悪化が推測される。よって、アルブミンは「寿命予知タンパク」と呼ばれるのである。

もちろん、「加齢」「老化」とともに「アルブミン値」が低下してくる。よって、専門家は「アルブミンを上昇させるために、肉を食え」とのたまう。

栄養学は分析学である。6000㎏の体重をもつ象、5メートルの身長を誇るキリンをはじめ、牛、馬、バッファロー、河馬……などの大型哺乳類は、すべて草食動物である。

ということは、草の中に含まれる炭水化物（多糖類）から、腸や肝臓でタンパク質や脂肪を合成しているわけだ。

草食動物は、草食用の平べったい歯しか持ち合わせていないので、肉は食べず、草しか食べない。一方、ライオンやトラ、チーター、などは、尖《とが》った歯を多く持っているので草や果物は食べず、肉食なのである。

さて、我々人間。約300万年前にアフリカ大陸で、ゴリラと人間・チンパンジーが分化したといわれている。よって、この3種の動物は今でも遺伝子が99％同じである。

170㎝、200㎏の偉丈夫のゴリラも草木の根や皮、バナナなどの果物しか食べない。

我々人間の歯は32本のうち20本（20／32＝62・5％）が臼歯＝穀物食用、8本（8／32

＝25％）が切歯＝果菜食用、4本（4／32＝12・5％）が犬歯＝魚、肉食用となっており、この割合で食べるのが、人間本来の生理にかなっている。

5万年前に一部の人類が、ジブラルタル海峡を渡ってユーラシア大陸に到着し、そのうちヨーロッパ人になった人たちは北上していった。

野菜や果物、穀物がほとんど採れない中部ヨーロッパ以北では、狩猟をすることで食物を確保し、その後、牧畜に発展し、肉を中心とする食文化が生まれた。

その結果、近世になり、一番大切な（pro、pri……）栄養が「protein」（タンパク質）とする栄養学が台頭してきたのである。

アメリカで心筋梗塞・ガンによる死亡率が減った理由

アメリカには、心臓病、ガン、脳卒中、肥満……などの患者が溢れ、医療費が国家財政を圧迫する、という懸念のもとに、1975年、上院に栄養改善委員会が設けられ、医学者と栄養学者に米国も含めた全世界の栄養状態と病気の状態を調べさせた。

そして、その2年後の1977年に発表されたのが、Dietary Goals（栄養学の目標）である。これを読んだマクガバン上院議員（当時）は、「我々は馬鹿だった。我々は殺人食

（図表2-3）アメリカ上院より出された「栄養学の目標」（1977年）

The Senate Select Committee on Nutrition and Human Needs has proposed "dietary goals" for the United States. These goals are:
1)increase carbohydrate intake to account for 55 to 60% of energy intake;
2)reduce fat consumption to 30% of energy intake;
3)modify the composition of dietary fat to provide equal proportions of saturated, monounsaturated and polyunsaturated fatty acids;
4)reduce cholesterol consumption to 300mg/day;
5)reduce sugar consumption by 40% ;
6)reduce salt consumption to 3g/day.
The goals are to be achieved by increasing the consumption of:fruits,vegetables,whole grains,poultry,fish,skim milk,and vegetable oils;and by decreasing the consumption of: whole milk,meat,eggs,butter fat,and foods high in suger,salt,and fat.

を食べていた」と涙ながらに上院で演説したという（マクガバン・レポート）。

このレポートで一番に挙げられているのが「1日の摂取カロリーの55〜60％を炭水化物にすること」であるが、そうした人々が最も健康に暮らしていることがわかったのである。

そして、「それを実践しているのは、日本人である」ということで、アメリカに日本食レストラン、寿司屋、天ぷら屋などが次々つくられ、アメリカの一般家庭でも「和食」を食べる人が多くなり、34年後の２０１１年には、米国人の死亡のダントツ1位の心筋梗塞による死亡率が58％減少、ガン死も17・6％減少という、大きな成果を得た。

そのDietary Goals（マクガバン・レポート）を詳しく見ていこう。

和訳すると、

①1日のエネルギー摂取の55〜60%を炭水化物にすること
②1日のエネルギー摂取の30%に、脂肪摂取を減らすこと
③飽和脂肪酸（肉、卵、バターなどの動物性脂肪）と不飽和脂肪酸（魚、植物油など）の比を同等にすること
④コレステロールの摂取を1日300mgまでに減らすこと
⑤砂糖の摂取量を40%減らすこと
⑥塩の摂取量を1日3gまでに減らすこと

が目標とされている。

そして、具体的には、果物、野菜、未精白の穀物（玄米、ライ麦、トウモロコシ）、鶏肉、魚、スキムミルク、植物油の摂取を増やし、牛乳、肉、卵、バター、砂糖、塩、脂肪の多い食物の摂取を減らすことによりこの目標は達成されなければならないとしている。

①は、人間の歯の形と数からして、62・5%を穀物（炭水化物）から摂るべきとする理

論とほぼ一致している。

つまり、体の中のタンパク質は、タンパク質（肉類）を食べることによってつくられる、というような単純な機械論で人間の健康が成り立っているわけではない、という証左である。

肉（タンパク質）よりはるかに大切な2つの栄養素とは

私が、伊豆高原で人参・リンゴジュースのみを1日3回（計コップ9杯）飲んでもらって数日間過ごしてもらい、健康を増進するジュース断食道場をつくって35年になる。

はじめは、「断食」というと白眼視されていたが、石原慎太郎元都知事をはじめ、首相経験者4人を含む大臣経験者20名余、国会議員50名余、有名俳優やスポーツ選手……などが来所されるようになり、「断食」の医学的効果（長寿遺伝子、autophagy《オートファジー》〈自食作用〉……）なども証明されるようになって、今では「断食」は、完全に市民権を得た。

保養の方々のご希望により、断食の前後に血液検査をすることがあるが、数週間、人参・リンゴジュースしか口にしないのに、「アルブミン値」が上昇することが多々あるのである。

これは「糖」から「肝臓」でアルブミンが合成されていることを雄弁に物語っている。

私が医師になった40数年前は、今のように種々の栄養素が入った点滴液はなく、重症患者が運ばれてきた時の点滴は「ブドウ糖」か「生理的食塩水」で行ったものだ。

つまり、生命にとって、根源的で一番大切な栄養素が「糖」と「塩」であることを表している。

約45億年前に誕生した地球上には、動植物はおろか、有機物（栄養素）もなかった。数億年経過して、二酸化炭素（CO_2）と水（H_2O）に光が作用して作られたブドウ糖（$C_6H_{12}O_6$）が最初の栄養素である。

このブドウ糖から、脂肪やタンパク質が作られ、海水中で約30億年前に始原生命（アメーバ類の単細胞生物）が生まれ、その後分化、分裂、増殖をくり返して、多細胞生物に発展し、魚類→両生類→ハ虫類→哺乳類と進化し、その頂点にヒトがいる。

この有機物質の誕生、生命の進化、生物誕生の場所が、海水中だったことを鑑みると、生命体にとって一番大切な栄養素が「糖」と「塩」であることが容易に理解できる。

スーパー・センテナリアン（百寿者）たちの共通点

江戸時代の慶応元年９月から昭和61年２月まで１２０歳６ヶ月を生き抜いたといわれる

（諸説あり）、奄美大島の泉重千代翁は、毎日、散歩をかかさず、黒糖焼酎のお湯割りを愛飲していた、という。赤ワインは、長寿遺伝子を活性化させることがわかっているが、焼酎にも同様の働きがあるのだろう。焼酎は、他のアルコール類の中でもとくに、血管内皮細胞から分泌される、血栓溶解酵素の「ウロキナーゼ」の活性を増強させることがわかっている。人は、「血管とともに老いる」（オスラー博士）といわれるが、「年齢とともに動脈硬化が起こり、血流が悪くなり、全身60兆個の細胞に十分な栄養素、酸素、水分……が届けられなくて、細胞が老化し、その結果の総和としての人体が老化する」という意味だ。

その意味で、飲めば血流をよくしてくれるアルコール類、とくに焼酎は長寿飲料と言ってよい。焼酎をよく飲む、種子島、屋久島、奄美大島の人たちに長寿者が多いのは、むべなるかな、である。

泉翁には、1つの面白いエピソードがある。115歳くらいの時、テレビの取材で「どんな女性がタイプですか」と尋ねられ「年上の女性がいいです」と答えたとのこと。シルバー川柳の「年上がタイプだけれどもういない」がそのまま当てはまる名回答である。

2015年に「117歳」で亡くなった、大阪の大川ミサヲさんの長寿の秘訣は「おいしい物を食べ、最低8時間は寝て、ゆっくり暮らすこと」であったという。好物は鯖寿司であった。

鯖、アジ、イワシ……などの青い背の魚の中にはＥＰＡ、ＤＨＡなどの油（不飽和脂肪酸）が多く含まれ、動脈硬化を防ぎ、血流をよくしてくれる。

「8時間以上の睡眠」「ゆっくり（暮らす）」は、リラックスの神経である副交感神経を優位に働かせて、気分をよくし、血流を促進し、免疫力を上げてくれる。

２０１３年に「１１６歳」で亡くなった京都府の木村次郎右衛門さんは、「（長寿は）お天道さんの恵みのたまもの」とし、１１５歳で世界長寿者としてギネスに認定を受けた時に「サンキューベリーマッチ」と笑顔で答えるなど感謝の言葉を絶やさなかった。

このように、お天道さん（自然、神様）のお陰で「人生」「生」があることを感謝し、お天道さんに自分の人生をゆだねることで、心の安定が得られ、副交感神経が存分に働いて、免疫力、長寿力が高まったのだろう。

同じく、周りの人にも物にさえも感謝することは、同様に精神の安定が得られる。

1892（明治25）年生まれの双子の長寿者「きんさん」「ぎんさん」のことを覚えていらっしゃる方は少なくないだろう。一卵性双生児だったが、血液型は違っていた、ともいう。

1991（平成3）年に「数え年100歳」になった「きんさん」「ぎんさん」を当時の愛知県知事や名古屋市長が祝福し、新聞に紹介されたのがきっかけで、その存在が知られるようになった。

その後、テレビのCM出演でさらに有名になり、「春の園遊会」に招待されたり「NHK紅白歌合戦」に応援ゲストとして出演したりと、その愛される人柄もあり、全国の人気者となっていった。

100歳の頃には、姉妹とも中程度の認知症が認められ、完全に白髪であったというが、マスコミから多くの取材を受けたり、全国各地への招待旅行をこなしていくうちに、黒髪が少しずつ増えていったという。若返ったわけだ。年老いてもなお、他の人々と交流し、また、新しい物に触れることが「老化予防」「若返り」に大切であることを示唆している。

「よくしゃべり、よく笑うのが長生きの秘訣」「悲しいことは考えず、楽しいことを夢見る」「感動を忘れたら人間ダメになる」「人間は足から死ぬ」などが口癖で、毎日30分のウォーキングが日課だったとのこと。好物は魚とお茶だったそうだ。

しかし、おしくも2000（平成12）年にきんさんが107歳で、2001（平成13）年にぎんさんが108歳で亡くなった。

その他、徳島県の津川イネさん（1875〜1986）は111歳で亡くなった。長寿の秘訣として「腹8分で、何でも食べる」「よく労働をし、体を動かした」をあげている。また、人と会うことが大好きだったという点も長寿の要因になったようだ。

1992（平成4）年に114歳で亡くなった、宮崎県の白浜ワカさんは、1878（明治11）年、鹿児島県生まれ。「骨身を惜しまず働き、感謝の心を絶えず持つことが長寿の秘訣」とよく言っていたという。

こうした、超長寿者の言動から見えてくる長寿の秘訣は、「肉体運動やウォーキング……等々で筋肉を動かすこと」「感謝の気持ちを忘れず、他の人々とも交流を持ち、心を穏やかにすること」などがあげられる。

食事で体質改善し、102歳まで生きたルイジ・コルナロ

少食こそが病気を癒して健康長寿に導いてくれる、と身をもって体験したイタリアの貴族がいる。

ルネサンス期のヴェネチアの貴族ルイジ・コルナロは1464年の生まれ。若い頃は貴族仲間と暴飲・暴食の限りを尽くしたため、30代で激しい胃痛、腹痛、微熱や喉の渇き（糖尿病と思われる）などに毎日悩まされ、種々の治療法を試みたが、まさに「薬石効なし」。とうとう35歳になると、生死の淵をさまようほどに悪化した。

主治医から「食を厳しく制限すること」、それには「普通の少食をさらに最小限まで減らす」「病気の時に食べるような食を摂り、ごく少量にする」こと以外は助かる見込みはない、厳格に守らないと数ヶ月で生命がない、と宣告された。

生きたい一心で、コルナロは次のような食事にした。

「パン、卵の黄身、スープ、またはパン粥、少しの肉か魚」を1日総量で350g、これを2回に分けて食べた。またワインは1日に約400cc（コップ2杯分）。

すると、なんと数日で種々の不調に回復の兆しが表れ、1年後には完全な健康体となり、怒りっぽい性格までが改善されたという。

健康になると、農業増産のために干拓を始めたり、ヴェネチア共和国のパトヴァ市の行政長官として手腕をふるったりと、同時代に生きたレオナルド・ダ・ヴィンチ（１４５２～１５１９）やミケランジェロ（１４７５～１５６４）よりも有名なイタリア人になった。

70歳になっても目、歯、耳とも健全で、登山や乗馬を楽しみ、超元気な毎日を送っていたという。

しかし79歳の時、友人、親類、医師たちから「今の食事は少なすぎて、栄養不足になるので、もう少し多くの量を食べるように」としつこく忠告され、しぶしぶ１日の食事の総量を３５０gから４００gに、ワインを１日４００ccから４５０ccに増やした。

すると10日後より憂うつな気分に陥り、12日後には腹痛が発生。その後15日間も発熱が続いて、生死の境をさまようことになった。

そこで食とワインをそれぞれ50g、50cc減らして、元の食事量に戻すと、再び健康になった。

その後、91歳になっても目、耳、歯、体調とも何の異常もなく、声は朗々としており、いつも気分爽快、見る夢もすべて楽しい夢であったという。

94歳の時、「少量健康法」についての本を出版するや、すぐラテン語に翻訳され、ヨーロッパ知識人の間でベストセラーになった。後にイギリスの哲学者フランシス・ベーコン（1561〜1626）もエッセイの中で、コルナロの食生活を絶賛している。

95歳の時、コルナロは「自分は完全に健康体」と感じ、「病死はあり得ない。100歳まで生きる」という確信をもつにいたった。

100歳になっても目、耳、歯、足腰とも完全に健常で気分も爽快、「老年がこれほど素晴らしいものとは知らなかった」という名言を残している。

102歳（1566年）のある日、いつもと同じように昼寝の床につき、そのまま天に旅立ったという。

このようにコルナロは少食が健康長寿の原動力になることを、身をもって立証した人であるが、ほかにも「少食が、不運（不幸）を克服する力になる」という体験にも言及している。

ヴェネチア共和国の有力者から起こされた身に覚えのない不当な訴訟や、乗っていた馬車が転倒して引きずられ、医師から4日の命と宣言された大怪我の時（70歳）も、「規則正しく飲食節制に努めた者は、いかなる事件も事故も深刻な影響を与えることはない」という信念のもと、両者とも克服している。

第3章

下半身から老化を防ぐ食べ物・食べ方

——元気を保ちたかったら「これを」食べなさい！

「根菜」がなぜ老化を防ぐのか

「八味地黄《じおう》丸」という老化を防ぐ漢方薬がある。八味地黄丸は疲れやすくて、足腰の冷え、しびれ、痛みがあり、喉の渇きや尿量の減少または頻尿などを伴う人の、

(1) 老人性の腰痛や膝の痛み、ギックリ腰
(2) 脚のむくみやしびれ、脚気《かっけ》(脚のだるさ)
(3) 夜間頻尿、膀胱炎、慢性腎炎、腎臓結石
(4) 前立腺肥大、インポテンツ
(5) 高血圧、動脈硬化症、脳卒中後遺症
(6) 婦人病の帯下《たいげ》(おりもの)

等々に奏効する。こうした症状は、若い時にはなかった「老人の症状」である。八味地黄丸の含有成分は、

①山薬（ヤマイモ）
②附子《ぶし》（トリカブトの根）
③地黄（ジオウの根）
④牡丹皮《ぼたんぴ》（ボタンの根皮）
⑤沢瀉《たくしゃ》（サジオモダカの根茎）
⑥桂皮（クスノキの樹皮）
⑦山茱萸《さんしゅゆ》（サンシュユの果肉）
⑧茯苓《ぶくりょう》（サルノコシカケの菌核）

の、文字通り8つの生薬よりつくられており、①～⑤までの生薬は、植物の「根」である。

漢方医学には、「相似の理論」という一見、荒唐無稽のように思えるが、宇宙の真理をついた理論がある。簡単に言うと「同じような形のものには、似たような働きがある」というもので「飛行機は鳥に、船は魚に似せてつくられている」というものだ。

人間の下半身（脚・腰）は、植物の根に相似する。よって、脚、腰、尻などの下半身の筋力が弱って起こる「老化」の症状には「植物の根」が効くのである。

足腰が弱ると、比例して弱ってくるのが「目」と「耳」である。よって「八味地黄丸」は、

(7) かすみ目、疲れ目、老眼、白内障

(8) 耳鳴り、難聴

にも奏効する。

コラム1 老化の妙薬・八味丸で夫婦の若さも保たれる

八味丸　飲んでるそばに　いい女房

という江戸時代の川柳がある。

八味（地黄）丸を常用して、若さと精力を保っている夫は、その妻との夜の夫婦生活もうまくいっており、その結果、その妻は「いい女房」でいられる、という意味だ。

50代の前立腺肥大で頻尿を訴える患者さんに、八味地黄丸を処方したところ、「精力がつ

きすぎて困る」と嘆かれる。「なぜですか」と尋ねたところ「つい最近、女房と離婚したばっかりなので……」とのこと。八味地黄丸は、老化予防改善薬であるほか、強力な強精剤でもあるのだ。

コラム2　「朝のアレ」のない人は心筋梗塞、脳梗塞の予備軍

朝立ちは　小便までの　命かな

という川柳があるが、朝立ちには深い意味がある。

勃起と男性ホルモン（テストステロン）の産生分泌量が大いに関係しているからだ。テストステロンの分泌が低下すると、

①NO（一酸化窒素）の産生能力が低下し、血管を拡張する能力が落ちる

②コレステロールの代謝障害をきたし、動脈硬化が進展することにより、血管障害（血栓）を起こしやすくなる

血管障害は、細い血管より進行する。体の中の血管（動脈）は、

一番細い血管＝ペニスの中を走る血管＝直径1～2㎜
次に細い血管＝心臓の冠動脈＝直径3～4㎜
次に細い血管＝脳動脈＝直径5～8㎜

という順の細さになっている。よってペニスの血管の血流障害で勃起障害が起こると、心臓（冠動脈）や脳の血管の血流障害が続いて起こり、心筋梗塞や脳梗塞で倒れる可能性が高くなる。

「こむら返り」に芍薬甘草湯が速効する理由

中高年の人の中に、就寝中に足がつり、時には10分以上の脂汗が出るほどの痛みに悩んでいる人がいる。これは「こむら返り」といわれ、「自分の意思に反して異常に筋肉が収縮する状態」で、平安時代から存在する言葉だ。

その原因として、

①歩きすぎた時の筋肉疲労
②冷え
③塩分摂取過剰、または不足
④運動やサウナ浴などでの大量の発汗
⑤利尿剤やアルコール過剰摂取により尿量増加

などがあげられている。

①②は血流が悪くなることによって、筋肉細胞への酸素や栄養素の供給が不足することによるもので、③④⑤は、ナトリウム、カリウム、マグネシウムなどのミネラルのバランスが乱れ、筋肉の収縮、弛緩が健常に行えなくなったことによるものだ。

ミネラルの異常による「こむら返り」は、腎臓病、肝臓病、甲状腺機能低下症等でもよく起こる。

しかし、ほとんどの「こむら返り」は、漢方でいう「腎虚」＝「下半身の筋力低下」＝「老化」が原因である。対策としては、

（1）日頃から、ウォーキング、スクワットなどの運動で下半身を鍛える
（2）人間の下半身に相似するゴボウ、人参、レンコン、ネギ、タマネギ、山芋などの根菜を多食する

などが大切だ。

その意味で山芋（山薬）を含む「八味地黄丸」を服用していると、「こむら返り」は起こらなくなる。

しかし、発症時に服用すると、数秒後、遅くても数分後に速効するのが「芍薬甘草湯《しゃくやくかんぞうとう》」である。

芍薬の「根」と甘草の「根」からつくられている漢方薬なので、やはり、人間の「脚」で起こる「こむら返り」に著効を呈するのである。

「腎虚」＝下半身の衰えが老化に直結する

患者さんに仰向けに寝てもらい、当方の手のひらで、ヘソの上と下の腹部を押圧すると、

年をとるとともに、ヘソより上に比べて、ヘソより下の腹筋の反発力が極端に弱くなる。押圧すると当方の手のひらが背骨に触れることすらある。

これを漢方医学独特の用語で「臍下不仁」といい「腎虚」＝「老化」のサインである。

この一点だけで、下腹部の腹筋はもちろん、腰、尻、大腿（太もも）、下腿（ふくらはぎ）の筋肉も同様に弱っていることを示している。

筋肉が動くことにより、筋肉内を走っている血管が収縮・拡張をし（milking action〈ミルキングアクション〉＝乳しぼり効果）、血行が促される。

よって、下腹部を含めた筋力が弱ると、下腹部に存在している「腎臓」「副腎」「卵巣」「子宮」「陰茎」「睾丸」……などの臓器の血流も悪くなる。

脳、心臓、肺、腎臓……など、すべての人体内の臓器、器官は、血液が運んでくる種々の栄養素、酸素、水分、ホルモン……によって、その働きを保っているので、血流が悪くなった臓器、器官では、その働きが低下し、病気も起こりやすくなる。

よって、「脚、腰の弱り＝下半身の筋力の弱り」は、下半身に存在する腎臓、副腎、卵巣、子宮、陰茎、睾丸、前立腺……などの働きの低下をもたらすのである。

こうした、下半身の筋力の低下による症状を、漢方医学独特の表現で「腎虚《じんきょ》」という。

つまり漢方でいう「腎」とは、西洋医学の「腎臓」だけではなく、アドレナリンやコルチゾールなど生命維持に必須のホルモンを分泌する「副腎」、膀胱や尿道などの泌尿器、子宮・卵巣や睾丸・陰茎といった生殖器なども含む「生命力」そのものをいうのである。

生命（子孫）を継いでいくための生殖器、排泄のための腎臓、膀胱、尿路など、生命にとって一番大切な臓器が、ヘソより下に存在することを考えると、「腎の力」＝「生命力」であることがよく理解できる。

よって「腎が弱る」＝「腎虚」＝「老化」なのである。

「老化の予防」「若返り」の漢方薬である「八味地黄丸」が「腎気丸」とも呼ばれるのも、こうした理論からよく理解できる。

以下、腎臓、副腎、卵巣、睾丸……など「腎」の働きについて解説する。

腎臓――尿をつくるだけでない。生命維持にきわめて重要な器官

腎臓は、腹の裏側、横隔膜の下（第11胸椎《きょうつい》から第2腰椎の高さ）に左右一対で存在するソラマメ形の臓器である（縦10㎝×横5㎝×厚さ3㎝、重さ100〜130g）。

腎臓は一般に血液中の老廃物をこし出し、尿をつくる臓器とされているが、その働きは

それだけにとどまらない。

腎臓の働きを並べてみると、

①尿の生成……老廃物、有害物の排泄
②水、電解質（ナトリウム、カリウム、カルシウムなどのミネラル）代謝の調節
③酸・塩基平衡の調整……血液が酸性に傾いた時、弱アルカリ性に戻す調節をする
④血圧の調整……ホルモンのレニン、プロスタグランディンを分泌して血圧を調整
⑤赤血球の産生調整……エリスロポエチンを分泌し、骨髄で赤血球をつくる働きを促進
⑥体内の種々のホルモンの不活性化……使われたホルモンを処理する
⑦ビタミンDの活性化……血中のカルシウムを増やす
⑧糖新生などの代謝機能にも関与

等々であり、生命の維持にとって、きわめて重要な役割を担っていることがわかる。

副腎——生命活動に必須のホルモンを分泌する器官

副腎は、左右それぞれの腎臓上部にあるわずか5～7gの小臓器であるが、生命活動にとって必須の様々なホルモンを分泌している。

副腎を左右両方とも摘出された動物は平均5日で死亡する、とされているくらい副腎の生命・維持に与える影響は甚大である。

副腎は外側の部分は「皮質」、内側の部分は「髄質《ずいしつ》」と呼ばれ、それぞれ次のような働きをしている。

・副腎皮質の働き

副腎皮質では、生命維持のために絶対不可欠な次のホルモンを分泌している。

①糖質ホルモン（コルチゾール）……ストレスに対抗

外傷、暑さ・寒さ、不安や怒り、病気など、心身への負担（ストレス）がかかると、その情報は大脳から間脳の視床下部に伝わる。さらに脳下垂体まで伝達され、副腎皮質刺激ホルモン（ＡＣＴＨ）が分泌される。このホルモンに副腎皮質が反応してコルチゾールを分泌し、血糖を上昇させてエネルギーをつくり、心身にかかる負担に対抗しようとする。

②電解質ホルモン（アルドステロン）……体内の塩分の維持

大量の発汗や極端な塩分制限、下痢などで体内や血液内の塩分が不足すると、吐き気、痙攣《けいれん》、脱力感、血圧低下などが起きてくる。

このような塩分不足の状態に陥ると、アルドステロンが、副腎皮質から分泌されて腎臓に作用し、それ以上の塩分排出を抑制し、体内や血液内の塩分の維持に努める。

アルドステロンは、循環血液量や血圧の調整もしている。

③副腎性腺ホルモン（アンドロゲン）……子孫を残す

アンドロゲンは、睾丸や卵巣を発達させるホルモンで、命をつないでいく上では絶対欠かせない。

・副腎髄質の働き

危険に突然直面したり、敵に襲われたりなどといった非常事態に陥ると、副腎髄質からアドレナリンやノルアドレナリンなどのホルモンが分泌される。これによって血圧を上げ心拍数を増やして、突発的な力を出すことができる。

よくいわれる「火事場の馬鹿力」は、このホルモンの分泌により発揮されるのである。

このように、「副腎皮質」「副腎髄質」ともに、心身に負担が加わった時に生じるストレスをはねのけ、何とか元の健康状態に戻ろうとする上で非常に重要な働きをしている。

なお、副腎のうち「副腎髄質」のみが破壊されても生命には直接影響はないので「副腎皮質」のほうがより重要な作用をしているといえる。

卵巣・睾丸などの生殖臓器——免疫力の原点となる器官

「人生とは何ぞや」という問いに対する答えは、人それぞれ千差万別であろう。

しかし、1つだけ、誰もが否定できない答えがある。それは「次世代へ生命をつなぐこと」という答えだ。

高等動物の人間にはいろいろな感情・思考があり、人生の意味についても、諸々の解答があるだろうが、人間以外の動物は、次世代の生命を残すためにのみ、食を探し求め、敵と戦って生きている。

人間もこの点は同じだ。子孫を残すために、「食欲」「性欲」「免疫力」が存在するのである。最近、「免疫」という言葉がよく使われるようになったが、「免疫」とは、「子孫を残す行為＝生殖力を守るために、体に備わった力」と極論しても、間違いではないだろう。

よって、生殖力こそが、「生命」「健康」にとって一番大切なものであると言っても過言ではない。

その生殖を司る卵巣・子宮、睾丸・陰茎などの臓器もヘソより下に存在する。「腎虚」に陥ると、並行して生殖力も低下してしまうのである。

陰茎（ペニス）のことは、別名「3本目の脚」ともいわれる。よって、2本の脚が弱くなってくると「3本目の脚」も弱くなり、精力が低下（インポテンツ）してくるわけだ。

根菜に相似する、人間の2本の脚が、根菜を食べることによって強くなると、3本目の脚＝陰茎（ペニス）も強くなることを表している。

「精力増強剤」である「バイアグラ」は陰茎への血流をよくして勃起力を高める薬であるが、ゴボウ、人参、山芋……などの根菜類も同様に陰茎への血流を促して、精力増強作用を発揮するのである。

・卵巣の働き

卵巣は、子宮の両側、骨盤腔の外側壁に接している母指頭大ほどの大きさの器官で、卵子を産生するほか、女性ホルモンを分泌している。

思春期になると、脳の視床下部から性腺刺激ホルモン（黄体ホルモン、卵胞刺激ホルモン）を分泌するように、との命令が脳下垂体に伝達される。

その結果、黄体ホルモンが分泌されると、卵胞《らんぽう》（卵巣の中の卵子を育てる細胞）は卵子を成熟させるので、妊娠する能力が出てくる。

卵胞刺激ホルモンは、卵巣からのエストロゲン（別名、女性ホルモン）の産生分泌を促し、皮下、乳房、外陰部に脂肪を沈着させて女性らしい体形をつくり、また、子宮や膣の成育を促す。

・睾丸の働き

男性も思春期になると脳下垂体から性腺刺激ホルモンが分泌される。

この性腺刺激ホルモンのうち、黄体ホルモンは睾丸でのテストステロン（別名、男性ホルモン）の合成、分泌を促す。その結果、筋肉が発達し、毛深く、太い声の男性の体がつくり上げられていく。卵胞刺激ホルモンは睾丸での精子の産生を促す。

根菜の知られざる老化防止効果

強壮・強精・老化防止作用がある食物として、

「ゴボウ5時間、人参2時間、山芋たちまち」

といわれる。このことから効果は「山芋」が一番と考えられる。よって山芋、人参、ゴボウの順でその効能を説明していく。

ヤマイモ――足腰の強化、強壮・強精のほか、認知症の予防にも

日本、台湾に野生するヤマノイモ科の多年生つる性草本。

ヤマイモには、ジアスターゼ、カタラーゼ、グルコシダーゼなどの諸酵素が豊富に含まれているため、「とろろ飯」「とろろソバ」などを食べすぎても、すぐに胃がスッキリするものだ。

昔から、ヤマイモ、ウナギ、ドジョウ、納豆、オクラ……等々、ヌルヌル・ネバネバ食品は、精力剤になるといわれてきたが、ヌルヌル・ネバネバの主成分はムチンで、タンパク質の吸収をよくし、滋養強壮効果を発揮する。

江戸時代の『和歌食物本草』に「とろろ汁、折々少し食すれば脾臓（＝胃）のくすり気虚を補う」とある。

『神農本草経《しんのうほんぞうきょう》』にもヤマイモについて「虚弱体質を補って早死を防ぐ。胃腸の調子をよくし、暑さ寒さにも耐え、耳、目もよくなり、長寿を得られる」とある。

漢方でも、胃や腸、腎臓の働きを強化し、「消化促進、寝汗、下痢、頻尿、帯下、腹痛、咳、糖尿（病）……」に効く、としている。

漢方薬「八味地黄丸」の主成分がヤマイモ（山薬）で、先にも述べたように八味地黄丸は、「足腰の冷え、むくみ、痛み、頻尿、老眼、白内障、インポテンツ、乾燥肌（皮ふのかゆみ）、骨粗しょう症……」等々、老化による症状や病気に対する妙薬だ。

ヤマイモの粘り気のもう一つの成分「デオスコラン」には、血糖を下げる作用があることが、証明されている。最近、富山大学などの研究で、ヤマイモに含まれる「ジオスゲニン」という成分が、

①記憶力を増強させる
②アルツハイマー病の原因物質＝アミロイドβタンパク質を減少させる

という可能性があることが明らかにされている。

人参――体を温め、ガン予防、若返り効果も

地中海沿岸から中央アジア原産のセリ科の植物。学名の「Daucus carota L.」の「daucus」はギリシャ語の「daukos」（温める）に由来している。

漢方の相似の理論からいっても、外観が赤～橙の暖色をした人参は、体を温め、年齢とともに赤血球が減少して貧血になるのを防いでくれる。「赤い」ので「赤血球」という赤い血球を増やしてくれるのである。

「万病の素」とされる活性酸素を除去し、免疫力を増強して、種々の感染症やガンを防ぐ作用のあるβ－カロテンなどのカロテン（carotene）の語源がcarrot（人参）であることは容易に想像できる。

カロテン（ビタミンAの前駆物質）は視力の回復、皮膚病や肌荒れにも奏効する。

人参に含まれるイオウ、リン、カルシウムなどのミネラルは、胃腸、肝臓を浄化し、骨・歯を強化する。

また、含有成分の「コハク酸カリウム塩」には、血圧を下げる作用や体内の有害な水銀を排泄させる作用がある。

１９８２年に、米国科学アカデミーは、ガンを防ぐ代表的食物として、人参の効能を発表している。

１８９７年に設立され、全世界から集まってくる難病、奇病の患者を、食事療法だけで治していたスイスのチューリッヒにあったB・ベンナー病院では、朝食には必ず人参２本とリンゴ１個をジューサー（ミキサーではない！）にかけてつくる人参・リンゴジュースを供し、食事療法の中心に位置づけていた。

当時の院長L・ブラシュ博士に「なぜ人参・リンゴジュースはそんなに病気治癒力があるのですか」と尋ねたら、「人間の体に必要なビタミン（約30種類）、ミネラル（約１００種類）をほとんど含んでいるからだ」との答えが返ってきた。

また、同じく、米国をはじめ全世界からやってくるガン患者を自然療法で治していたメキシコ・ティファナにあったゲルソン病院（アメリカ人医師による経営）では、朝8時から夜8時までの12時間に、1時間ごとに計13杯の人参・リンゴジュースを患者に飲ませて治療にあたっていた。

イギリスのブリストルにあるブリストル癌ヘルプセンターのガンに対する主治療法は「瞑想」であるが、食事には人参・リンゴジュースを供している。

かくのごとく、人参は現代日本で、死亡原因のダントツ1位を占めている「ガン」（毎年約38万人死亡）の予防と改善に役立つほどの威力がある。米国の著名なガン医学者が、最高のガンの予防法は「Stay young（若さを保て）」である、と喝破しているが、人参のガンに対する効果は、「老化予防・若返り」の作用によりもたらされると考えてよい。

米国南フロリダ大学の研究チームが、ワシントン州に住む65歳以上の日系人男女1836人を7～9年にわたり調査したところ、人参などの野菜やリンゴなどの果物でつくるジュースを週に最低3回飲む人は、1回未満の人に比べてアルツハイマー病のリスクが75％も低かった、という。

野菜や果物に含まれるポリフェノールや葉酸などの抗酸化物質が効いているのだろう、と考えられている。

ゴボウ――腎臓の働きを高め、腸内環境もよくする

ヨーロッパからアジアの熱帯地域原産のキク科の越年生草本。

主に炭水化物より成るが、その中のセルロースやリグニンなどの炭水化物（食物繊維）は腸のぜん動を刺激して、便通をよくし、また腸内の善玉菌の発育を助ける。

その結果、腸内にだぶついているコレステロール、中性脂肪、糖分、発ガン性物質、食品添加物……等々の余剰物、有害物が大便とともに排泄され、高脂血症、糖尿病、大腸ガンなどの予防、改善に役立つ。

とくに、リグニンには、強力な大腸ガン予防効果があることがわかっている。

『本朝食鑑』（１６９７年）に「ゴボウは男性の強壮剤である……」と書いてあるが、含有成分のアルギニンは男性生殖器のみならず、女性の子宮・卵巣の働きをよくすることがわかっている。

ゴボウに含まれるイヌリン（炭水化物）は、腎臓の働きを高めて、排尿をよくする作用がある。つまり、漢方でいう「腎」の働きを強めるのである。

ゴボウには、タンニンが含まれ、消炎作用や収斂《しゅうれん》作用を発揮するので、皮膚病のほか、

潰瘍や火傷に奏効する。

発汗作用や解毒作用にも優れているので、ニキビや発疹《はっしん》をはじめ、血液の浄化にも役立つ。

その他の根菜——ニンニク、ネギ、タマネギ(アリウム属の野菜)

ニンニク、ネギ、タマネギ、ラッキョウも根っこの野菜と考えていい。ニラも加えて、これらはアリウム属に分類される野菜で、それぞれ同じような効能を持っている。

「ニラ」は「陽起草」といわれるほど、成長力と生命力の強い野菜である。下痢、精力減退、生理不順、生理痛には、ニラを適量に刻んで味噌汁に入れたニラ味噌汁を飲むといい。

「ニンニク」は古代ギリシャ・ローマ時代から「農民のための万能薬」と呼ばれ、ローマの兵士は出陣前に食べて精気をつけたといわれる。エジプトのピラミッドや中国の万里の長城をつくるために働いた奴隷の活力源も、このニンニクだった。

下痢、インポテンツ、倦怠感《けんたいかん》など「腎虚」の症状には、お粥にニンニクを刻んで入れて食べるといい。

「ネギ」は「葱《ねぎ》は気の義なり。根を賞するにより根葱という」と古書に紹介されているように、気を高める作用が昔から知られていた。

高齢者や冷え性の人の不眠症には、刻んだシソの葉とネギを入れた温かい味噌汁を寝る前に飲むといい。気持ちが和らいで、よく眠ることができる。

「タマネギ」は古代ギリシャの歴史家ヘロドトスが「古代エジプトのピラミッド建設に従事した奴隷にタマネギとニンニクを食べさせて、仕事の効率を上げた」と書いているほど、4000年以上も前から食べられていた強壮剤である。

また、イギリスには「1日1個のタマネギは医者を遠ざける」という諺もあり、台所や病室にタマネギを置いて「疫病よけのお守り」のように用いられていた。下半身の冷えを伴う高血圧、糖尿病、倦怠感には、タマネギの赤茶色の薄皮をコップ1杯の水に入れ、半量まで煎じて毎日飲むといい。

また、タマネギ、ダイコンをスライスしてワカメとともにサラダにし、醤油味ドレッシングをかけて食べる方法もある。

・これらの野菜特有の疲労回復、滋養強壮効果

アリウム属の野菜には、疲労回復の効果があるビタミンB_1の働きを高め、滋養強壮を促進する働きがある。

それは、これらの野菜には、抗酸化作用などの働きをするアイリン（アリル硫化物）という成分が含まれているからだ。

このアイリンは、細かく砕くと分解されてアリシンに変化する。タマネギを切ると涙が止まらなくなる、その強烈な刺激臭の成分である。

少し難しくなるが、ビタミンB_1は、通常、腸内で食物を消化・分解しているアノイリナーゼによって破壊されてしまう。

しかし、アリシンと結合すると破壊されなくなり、ビタミンB_1が守られる（アノイリナーゼがアリシンと結合するとアリチアミンに変化するため）。

・その他、アリウム属の野菜の幅広い効能

ニラ、ニンニク、ネギ、タマネギなどのアリウム属の野菜の効能は、

①殺菌作用
②駆虫作用

③整腸作用（少量でぜん動促進、多量で下痢止め）
④血糖を下げる作用（グルコキニンという成分の作用）
⑤発汗・利尿作用
⑥血液の循環促進作用
⑦抗血栓・抗アレルギー作用（硫化アリルの一種、チオスルフィネートの作用）
⑧解毒作用
⑨血圧を下げる作用
⑩抗コレステロール作用
⑪強肝作用
⑫強壮・強精作用

など多岐にわたる。

ただし、ニンニクは多食すると胃腸の粘膜を荒らしたり、目を痛めたりすることがあるので要注意！

生姜――漢方薬の7割に含まれ、アーユルベーダでも重視

厳密に言うと、根菜ではないが、土の中に育つ根茎の生姜の効能について述べる。

生姜は、インド原産で、学名は「Zingiber officinale」。「Zingiber」はサンスクリット語で「角状」を意味する「sringavera」より来ている。「officinale」は「薬用の」「薬効のある」という意味である。

生姜は中国では古くから重宝されており、紀元前500年ごろに活躍した孔子も「食事をする時は、生姜を必ず一緒に食べる」ことを習慣にしていた、という。

紀元前2世紀には古代アラビア人により、インドから海上ルートで、古代ギリシャやローマに伝えられた。

約1800年前の漢方の原典とも言うべき『傷寒論』には「生姜は、体内のすべての臓器を刺激して活性化させ、体を温める。代謝を調整し、体内の余分な体液（水毒）を取り除き、駆風（ガスを排出）し、消化を助ける。心窩部《しんかぶ》（みぞおち部分）の膨張を防ぐのに役立つ……」と書いてある。

明時代に書かれた漢学書である『本草綱目《ほんぞうこうもく》』には「生姜は百邪（種々の病気）を防御する」とある。

我々医師が使う医療用漢方薬約150種類のうち、約7割に生姜が用いられている所以《ゆえん》である。インドの医学「アーユルベーダ」にも「生姜は神からの治療の贈り物」と書かれているし、イスラム教の聖典「コーラン」には「天からの聖なるスピリッツ」と表現されている、という。『アラビアン・ナイト』には、生姜は「媚薬《びやく》」として登場する。

「生姜」を意味する英語の「ginger」を辞書で引くと、

（名詞）①生姜
②元気、意気、軒高、気骨、ぴりっとしたところ
There is no ginger in him.（彼には気骨がない）
（動詞）①……に生姜で味をつける
②元気づける、活気づける、励ます、鼓舞する

とある。イギリス人も生姜の効能をよくわかっていたことになる。

ヨーロッパの医学を1000年以上にわたってリードしてきたイタリアのサレルノ大学の医学校の教科書には、「老人はもっと生姜を食べよ。そうすると、若い時と同様に、愛し、

愛され、幸せな生活を送れるだろう」と書いており、年配者への強壮・強精剤として、生姜を奨励している。

日本には、3世紀ごろ、稲作とともに呉（中国）を通して伝えられたが、『魏志倭人伝』（3世紀後半）に「生姜やミョウガの利用の仕方がわからない……」と書いてある。

しかし、平安時代になり、生姜の栽培が始まり、日本最古の医学書である『医心方』（984年ごろ）には、「平安貴族たちが、生姜の薬効を認め、風邪薬として重用していた」と記載されている。

・その栄養価は高くないにもかかわらず……

生姜100g中、水分＝91・9g、タンパク質＝0・9g、脂質＝0・1g、食物繊維＝2・5g、ミネラル＝0・8g、ビタミン＝少量（A＝1μg、B_1＝0・03mg、B_2＝0・03mg、C＝2mg）と、西洋栄養学的には、栄養価の高い野菜ではない。セックス・ミネラルの亜鉛がかなり大量に含まれている以外は。

ただし、ジンゲロン、ジンゲロール、ショウガオールなどの辛味成分と、ジンギベロール、ジンギベレン、クルクミン、ピネンなどの芳香成分を含めた約400種類のファイトケミカル（植物性化学成分）が含まれており、その総合作用が以下に示す「生姜」の薬効を醸し出している。しかし、あくまで辛味成分が主役ではあるが。

・世界中で認められている生姜の効能

（1）体を温める作用
血管を拡張して血流をよくし、体を温めて免疫力を増強させる。

（2）免疫力を高める作用
好中球（白血球）の数を増し、その働きを促進させて免疫力を増強させる。

（3）抗菌・抗ウイルス・抗真菌・抗寄生虫作用
寿司屋のガリは、食中毒を防ぐ意味がある。

（4）抗ガン作用
抗ガン剤の副作用の1つである嘔吐に対して、生姜が著効を呈する、という論文は、欧米の学者から数多く出されているが、米国ミネソタ大学のアン・ボード、ジガン・ドン両博士は「大腸ガンに生姜が効く」と実験報告している。同大学では、卵巣ガンに対する生姜の効能についても発表している。

生姜の体を温める効果、抗酸化作用、白血球増強（免疫力促進）作用が相乗的に働いて、種々のガンに効果を発揮すると思われる。また、ガン細胞は、「飢餓」や「発熱」の状態に宿主（人体）がおかれると、自ら「自殺」（専門用語で〝Apoptosis〈アポトーシス〉〟という）する。生姜の辛味成分は、このガン細胞の〝アポトーシス〟を促進することも明らかにされている。

（5）発汗・解毒作用
（6）去痰《きょたん》・鎮咳《ちんがい》作用
（7）鎮痛・消炎作用
アスピリンやインドメタシンなどとほぼ同様の効果。
（8）血液凝固の抑制作用＝抗血栓（心筋梗塞、脳梗塞の予防・改善）
（9）強心作用

代表的な強心剤のジギタリスと作用が酷似。
(10) 健胃作用、消化・吸収促進作用
含有成分のジンギベインには、強力なタンパク質消化作用がある。
(11) 抗潰瘍作用
(12) 鎮吐《ちんと》（吐き気をとる）作用
(13)「めまい」を防ぐ作用
(14) 血中コレステロール低下作用

その他、老化防止、健康長寿に役立つ食物

・海藻

海藻を多食する地方には長寿者が多くいる。日本人は、石器時代から海藻を食べていた。『万葉集』にも、「藻塩《もしお》焼く」煙がよく登場する。

海藻類は、褐藻類《かっそうるい》（コンブ、ワカメ、ヒジキ、モズク）と紅藻類（浅草ノリ、テングサ）、緑藻類（青ノリ）の3つに大別されるが、ワカメ、コンブ、ノリの3つで日本の全海藻の生産量の90％を占める。

海藻は英語でseaweed（海の雑草）と呼ばれていたが、最近はseavegetable（海の野菜）と格上げされて呼ばれるようになった。しかし総合的な栄養価、健康に資する効力とも、海藻のほうが野菜より、格段に上だ。

海藻には、タンパク質は平均して約10％含まれているが、ノリには、40％ほども含まれている。

海藻の旨味のもとであるアミノ酸としては、グルタミン酸（コンブ、浅草ノリ）、アスパラギン酸（コンブ、浅草ノリ）、アラニン（ワカメ、浅草ノリ）、グリシン（ワカメ）などが知られている。またコンブに含まれるラミニン（アミノ酸）には降圧作用がある。

ノリには、遊離アミノ酸のタウリンが含まれており、降圧、強心、強肝、抗血栓、抗コレステロールなどの作用を発揮する。

海藻の脂質は2～4％と少ないが、ＥＰＡ（エイコサペンタエン酸）などの高度不飽和脂肪酸から成っており、降圧、コレステロール低下、抗血糖などの効能を有している。

炭水化物は、約50％含まれており、大部分が非消化性の食物繊維で、整腸作用のほか、腸内でだぶついているコレステロール、脂肪、糖、塩分、発ガン物質を大便とともに、排泄除去してくれる。

褐藻類（コンブ、ワカメ、ヒジキ、モズク）に含まれるフコイダンは、抗血栓作用をするほか、免疫力を高めて制ガン作用を発揮する。

ワカメ、コンブ、ノリを水につけるとぬめりが出るが、これは、多糖類のアルギン酸の作用で、コレステロール低下、降圧、塩分や食品添加物の排泄などの作用をしている。

ビタミン類は、A、B群（B_1・B_2・B_6）、C、Eなどが野菜の含有量より、ずっと多く含まれており、とくにノリには、陸上植物にはほとんど存在しないビタミンB_{12}（不足すると悪性貧血や神経障害になる）も含まれる。

海藻に含まれるミネラルのうち、ヨードの含有量が多いことは特筆すべき点だ。ヨードは甲状腺ホルモンの原料となり、新陳代謝を高め、若さと美肌、健康を保つのに役立つ。そのほか、海藻には、ナトリウム、カリウム、カルシウム、亜鉛、鉄、マンガン、マグネシウム……など、海水中に含まれ、人体に必要な約１００種類のミネラルのほとんどが含まれている。

ワカメに多量に含まれるクロロフィルは、口臭予防、コレステロール低下、抗ガン作用を有している。

モズクに含まれるセレニウムも強力な抗ガン効果が認められている。

地球上の生命を産み出した「海」の中の野菜である海藻の生命・健康に寄与する力は甚大なものがあるのである。

・大豆および大豆製品

中国北部原産の一年草で、日本には縄文時代に伝播《でんぱ》した。明治6年のウィーン万博に、日本は大豆を出品し、ドイツの科学者から、その栄養の豊富さを絶賛され、「畑の肉」と呼ばれるようになった。

事実、牛肉と同様の必須アミノ酸が、バランスよく含まれ、脂質は、肉の脂肪とは逆で、血中コレステロールを低下させるリノール酸やオレイン酸を含み、B_1・B_2・B_6・E・Kなどのビタミン類、カルシウムや食物繊維も豊富に含有される。

また、利尿を促し、高脂血症を防ぎ、老化を予防するサポニン、脳の働きをよくするレシチンなど、健康増進成分が存分に含まれている。

さらに、最近、話題のイソフラボン（ポリフェノールの一種）は、女性ホルモンに酷似した作用を発揮し、乳ガン、子宮体ガンの予防、骨粗しょう症の改善に有効だ。

大豆タンパク質を構成するリジンやスレオニンなどの必須アミノ酸は、白米にはほとんど含まれていないので、ご飯と味噌汁、納豆、豆腐、醤油などの組み合わせは栄養学的にも、最高のものになる。

・豆腐

豆腐は、遣唐僧らにより、日本に伝えられ、寺院の精進料理として食べられていた。一般庶民の食べものになったのは、江戸時代になってから。豆腐は、大豆を一昼夜水につけ、摩砕《まさい》してドロドロにしたものを煮て、ろ過して豆乳をつくり、これにニガリ（塩化マグネシウム、または硫酸カルシウムなど）を加えて、タンパク質と脂肪を一緒に沈殿・凝固させ、型箱で成形したものである。

非常に優れた植物性タンパク質と、高脂血症を防ぐリノール酸やリノレン酸などの不飽和脂肪酸、脳の働きをよくする大豆レシチン、カルシウム、カリウム、亜鉛、鉄などのミネラル、ビタミンB_1・B_2・Eなどをバランスよく含む超健康食品だ。

しかも、消化吸収率がほぼ１００％で、胃腸病の人、赤ちゃんやお年寄りには、恰好《かっこう》の栄養補助食品となる。

昔の高僧に精進料理だけ食べて長寿を保つ人が多かったのも、この豆腐の栄養価のおかげだったと思われる。

『本草綱目』に「中を寛くし、気を益し、脾臓を和し、血を清め、熱を散ずる」とある。つまり、胃腸の働きをよくして気力を高め、血液を浄化し、発熱を抑える作用がある、という意味だ。

明《みん》からインゲンマメを伝えたとされる黄檗宗《おうばくしゅう》の開祖・隠元和尚は「世の中は豆で四角でやはらかで、また老若に憎まれもせず」と、豆腐のような柔軟な生き方を礼讃《らいさん》している。

・納豆

大豆を蒸し煮して、枯草菌《こそうきん》の一種の納豆菌をふりかけ、40～50℃の部屋で約20時間発酵させてつくる。特徴のある香りは、ジアセチル、テトラメチルピラジンなどによるもので、糸引き性の粘着物は、グルタミン酸ポリペプチドとフラクタンによるものだ。

納豆菌の力が強いほど「糸をよく引く」とされているが、このことは大豆タンパク質の10％前後が、アミノ酸にまで分解され、消化がよくなっていることを示している。

納豆がつくられる過程で、タンパク質を分解するプロテアーゼ、でんぷんをブドウ糖に分解するアミラーゼ、脂肪を分解するリパーゼのほか、カタラーゼ、ウレアーゼ、トリプシンなどの種々の消化酵素がつくられるので、納豆は、消化がきわめてよい食物で、老人、子供、病人にとっての恰好の栄養食品になる。

納豆の効能を列挙すると、以下の通り。

（1）納豆1パック（約50g）を食べると、約500億個の納豆菌が腸の中に入り、腸内の悪玉菌や病原菌を殺す。また、納豆菌の細胞膜や大豆にふくまれているオリゴ糖が、腸内の善玉菌（ビフィズス菌）を増殖させることにより、下痢や便秘、さらには発ガン物質の発生を抑える。

（2）強肝作用や抗脂血作用を有するビタミンB_2やB_6が大豆より多く含まれている。

（3）含有成分のビタミンK_2が、カルシウムの骨への沈着を促して、骨を強くし、骨粗しょう症を防ぐ。

（4）含有成分の血栓溶解酵素「ナットウキナーゼ」は、同じく血栓を溶かす作用のある酵素プラスミン（入浴でも増加）を活性化する。

（5）強壮作用を有するヌルヌル・ネバネバ食品の主成分であるムチンや精子の成分の一つであるアルギニンが含まれており、強壮・強精効果を発揮する。

(6) 長寿の人の体内に多く存在し、動脈硬化を防ぎ、血圧、血糖値、中性脂肪値を正常に保つ「アディポネクチン」の合成を促してくれる。
(7) 寿命を延ばしてくれる「スペルミジン」を最も多く含む食物が納豆だ。スペルミジンは、オーストリアの学者、フランク・マデオ博士が発見したもので、種々の動物の細胞にスペルミジンを投与すると、細胞の寿命が延びることを発見し、『Nature Cell Biology（自然細胞生物学）』に発表している。

老化や万病の要因になる細胞内の有害物、老廃物の排泄を促進することで、細胞を浄化し若返らせる作用があるとされている。これは、「断食」と同様の効果である。

「スペルミジン」の語源は独語の「Sperma（精液）」であり、精液に一番多く含まれていることから、そう命名された。スペルミジンは、精子以外の体内の細胞でも合成されるが、年齢とともに減少していく。

・味噌

味噌は、茹《ゆ》でてつぶした大豆に塩と麹菌を混ぜ合わせ、桶などに入れて重石を載せて発酵・成熟させてつくる独特の食品である。

味噌には、炭水化物、脂質、良質のタンパク質が含まれ、米を主食とする日本人に不足しがちなリジンやスレオニンなどの必須アミノ酸を補ってくれる。

また、味噌には、強い防腐作用があるので、魚や肉、野菜などの味噌漬けは、冷蔵庫のない時代の貴重な保存食だった。

『本朝食鑑』に、「(味噌は) 腹中を補い、気を益《ま》し、脾胃を調え、心腎を滋《ま》し、吐を定《おさ》め、瀉《はらくだし》を止め、四肢を強くし、鬚髪《ひげかみ》を烏《くろ》くし、皮膚を潤し……病後のやせ衰えを壮にする……酒毒及び鳥魚獣菜菌の毒を解する……」とある。まさに、万能薬である。

最近の知見では、

①乳ガン予防……フィトエストロゲンの作用
②血中コレステロール低下作用……サポニンやレシチンによる
③美肌効果……リノール酸がメラニンの合成を抑える
④消化促進……味噌のタンパク質の約30％が、アミノ酸であること、また、消化酵素を含んでいることによる
⑤整腸作用……腸内の善玉菌を育てる

⑥タバコのニコチンの毒を消す
⑦疲労回復、造血（貧血予防）作用……ビタミンB12の作用
⑧健脳作用……脳内の神経伝達に不可欠なコリンの作用

などがある。

「味噌汁を毎日飲む人は胃ガンにかかりにくい」という疫学レポートが、日本癌学会から発表されたことがある。これは、動物実験でも確かめられており、「ネズミに発ガン物質を投与して胃ガンを発生させ、乾燥した〝赤味噌〟を10％混ぜた固形の餌とふつうの餌を与えた群を比べたところ、前者では胃ガンの縮小がみられた」（広島大学・渡辺敦光教授）という。味噌入り餌を与えた群は、放射能を照射しても、発ガンが抑えられることもわかったとのこと。

東北地方には「腹くだしには納豆汁」といって、下痢をすると納豆汁（よくすってペースト状にした納豆を、味噌汁ができ上がる寸前に入れる）が食べられていたのは、味噌と納豆の効能を鑑みると大いに納得できる。

「味噌汁は朝の毒消し」「味噌の医者殺し」と昔から言われるが、数百年の経験から生ま

れた至言である。

・醤油

大豆、小麦、塩、水を混合して醤油麹菌で発酵させてつくる独特の調味料である。醤油には約300種類の香りと味の成分が含まれている。その香りを利用して、食物の臭みを消す方法が「醤油洗い」だ。

熱い番茶に醤油と生姜汁を少量たらして飲むと、体が温まり、胃腸病、冷え、貧血に効く。

シンガポール国立大学のバリー・ハリウェル教授らの研究による「醤油に関する偉大な効果」が2006年6月3日付の『ザ・ストレーツ・タイムズ』紙に掲載された。

人間の細胞や組織を傷つけ、老化、ガン、炎症、動脈硬化……等々、ありとあらゆる病気の要因になる活性酸素を除去する「抗酸化力」が、醤油は赤ワインの約10倍、ビタミンCの150倍もあることが実験で確かめられた。

しかも醤油には、食後の血流をよくする効果があり、醤油を用いない時より50%も血流がよくなる、という。

・漬物

日本ほど漬物の種類の豊富な国はないが、最近の知見も織りまぜながら、漬物の効能について述べてみる。

(1) タクアン

食物繊維を多量に含むので、排便をよくして、腸内にだぶついている余分なコレステロール、脂肪、糖、発ガン物質などの排泄を促し、高脂血症、高血圧、大腸ガンを防ぐ。

また、食物繊維は、腸内ビフィズス菌、乳酸菌などの善玉菌の増殖を助けて、整腸作用や免疫促進作用を発揮する。さらに、黄色い色素には、血糖を下げる作用がある。

その上、タクアンは、どうしてもよく噛まざるを得ないので、抗重力筋であるアゴの筋肉がよく働き、脳の活性化、ボケ予防につながる。

キュウリやナスなどの漬物にも、同様の効果がある。

(2) ワサビ漬け

「ワサビ漬け」「奈良漬け」などの「酒粕《さけかす》漬け」の酒粕の中のペプチドには降圧作用があ

るほか、ガン細胞をやっつけるNK細胞（白血球の一種）の働きを促進する作用がある。

（3）ラッキョウ

含有成分の硫化アリルは、血栓溶解作用や強心作用があるので、狭心症や心筋梗塞の予防や治療の助けになる。

また、抗菌力もあるので、食中毒の予防にも有効だ。

（4）梅干し

梅干しに含まれるクエン酸、リンゴ酸、コハク酸などの有機酸は、唾液や胃液の分泌を増して、食欲増進、消化促進に役立つ。とくにクエン酸は、疲労物質の乳酸の燃焼を助けて、疲労回復を促すほか、殺菌作用も併せもっているため、下痢や腹痛にも奏効する。

梅干しをお茶に入れて飲んでもよいし、梅醤番茶にすると、その効能は甚大だ。

【梅醤番茶】のつくり方

生姜湯よりさらに保温効果が高く、下痢、便秘、腹痛、腹鳴（お腹がゴロゴロ鳴る）、吐き気などの胃腸病に速効するのが梅醤番茶。このほかにも、冷え性、疲れ、貧血、風邪、気管支炎、痛みの病気や婦人病にも絶大な効果を発揮する。
　1日1～2回服用する（幼児や子供に与える場合は4～5倍に薄める）とよい。

〈用意するもの〉
　梅干し1個、醤油小～大さじ1杯、生姜のすり下ろし汁少量、番茶
〈つくり方〉
①種を取り去った梅干し1個を湯飲み茶碗に入れて、果肉を箸でよくつぶす
②①の中に醤油を加えて、よく練り合わせる
③生姜をすり下ろして、ふきんで搾ったものを5～10滴、②の中に落とす
④熱い番茶を注いで湯飲み茶碗いっぱいにし、よくかき混ぜて飲む

（5）キムチ
　唐辛子の辛味成分のカプサイシンは、血行をよくするので、体を強力に温めるほか、胃潰瘍の予防効果もある。

・ゴマ

エジプト原産のゴマ科の一年草。

約半分がリノール酸やオレイン酸など、動脈硬化を防ぐ脂質。

良質のタンパク質（約22％含有）、疲労回復のビタミンB_1・B_2などのB群、老化予防・若返りのビタミンE、貧血に効く鉄や銅、強精作用の亜鉛、骨・歯を強くするカルシウムなどのミネラルなどが豊富に含まれている。

近年ゴマリグナン（セサミンなど）なる物質が発見され、強力な抗酸化作用があることがわかっている。

そのほか、ゴマリグナンは、脂肪の燃焼を促し、ダイエット効果や抗コレステロール作用も発揮する。

また血栓を防ぐ効果もあり、脳梗塞や心筋梗塞を防ぐ。

白米（または玄米）に黒ゴマ塩（黒ゴマ9：自然塩1をフライパンで炒《い》り、くだいたもの。市販品もあり）をふりかけて食べられるとよい。

血流をよくする食物を多く摂る

先にも述べたように、「人は血管とともに老いる」というのは、アメリカの内科医、オスラー博士の残した名言である。

年齢とともに、動脈硬化が進んで血管が細くなり、人体を構成する60兆個ともいわれる細胞に十分な栄養素、酸素、水分……が届けられなくなり、細胞の働きが衰え、その総和として人体が老化する、というものだ。

よって、老化を防ぐには、動脈硬化を防ぎ、血液をサラサラにして、全身の細胞に十分な栄養素を届けてあげることが大切だ。

そういう意味で、日常的にウォーキング他の運動をし、また、入浴、サウナ、岩盤浴……などで体を温めて、血流をよくしてあげる必要がある。

また、血流をよくしてくれる、次の食物を存分に摂るようにされるとよい。

(1) 魚、魚介類……魚（とくにアジ、サバ、イワシ等々の青い背の魚）に含まれるEPA、DHAなどの油、エビ、カニ、イカ、タコ、貝……など魚介類に含まれるタウリンは、血液をサラサラにして、血栓と動脈硬化を防ぐ。

(2) ニラ、ニンニク、ネギ、タマネギに含まれる硫化アリルは血流をよくする。

(3) 生姜のジンゲロン、ジンゲロールなどの辛味の成分が、血管を拡張し、血栓を溶かして血をサラサラにする。

(4) 調味料には、醤油を使う

前述のように、シンガポール国立大学のバリー・ハリウェル教授が、調味料として醤油を使った場合、使わない場合より50％も血流がよくなる、と研究報告している。

(5) 納豆は毎日食べる

納豆には、これも先に述べたように、「ナットウキナーゼ」という血栓を溶かして血をサラサラにする酵素がふくまれている。

その他、老化を防ぐ「スペルミジン」（前出）が多く含まれている。

(6) 味噌汁は毎日摂る

共立女子大学の上原誉志夫教授らが2013年の「日本高血圧学会総会」で「習慣的味噌汁摂取が血管年齢に与える影響」という研究発表をされた。

それによると、「都内の病院で人間ドックを受けた男性150人」を対象に「味噌汁を飲む頻度(1週間)と血圧の関係」を調べた結果、

1杯未満	130・5㎜Hg
4杯未満	131・2㎜Hg
7杯未満	129・9㎜Hg
7杯以上	126・7㎜Hg

という結果が出た。

「味噌汁は塩分が多く含まれていて、血圧を上げる」がこれまでの常識であったが、「味噌汁を飲むと、食塩が効果的に尿中に排泄される他、味噌が血管を拡張して血圧を下げる」ことをネズミの実験で確認されている。

「味噌汁を毎日1杯以上飲む生活を長年続けると、年齢が10歳若返る」こともわかったという。

（7）アルコール（とくに適量の焼酎）は、善玉コレステロールを増やしウロキナーゼ（血栓溶解酵素）の産生を促して動脈硬化を防ぐ。

抗酸化（抗老化）作用の強い食物＝色の濃い食物

漢方医学では「万病一元、血液の汚れから生ず」という。「血液の汚れ」とは、老廃物や脂肪や血糖の増加……等々によって起こり、それは食べすぎ、人間の歯に合っていない食物（肉食などの過剰）、運動不足、ストレス、冷え……などが原因で起こる、と西洋医学的には解釈される。

1つの病気には1つの原因があると科学的に考える西洋医学でも、体内に生じた「活性酸素」が、細胞の膜や遺伝子を傷つけ、脂肪を過酸化脂質に変えるなどして、動脈硬化や炎症、ガンなどあらゆる病気や老化の原因となるとする「活性酸素一元説」がある。「活性酸素」は「食べすぎ」「肉食の過剰」「運動不足」「ストレス」「化学薬品の摂取過剰」「寝

（図表3-1）野菜・果物等に含まれるおもなファイトケミカル

色	含まれる野菜・果物	ファイトケミカル	効能
黒	黒豆（皮）、黒米（皮） 黒砂糖 黒ゴマ	アントシアニン セサミン	・抗老化 ・抗ガン ・抗ストレス
赤	トマト、スイカ 赤のグレープフルーツ	リコピン	・抗老化 ・抗ガン ・前立腺の病気の予防
赤紫	ブドウ、ブルーベリー イチゴ、プルーン 赤リンゴ、赤ワイン	アントシアニン	・抗老化 ・長寿 ・血栓予防
橙	人参、カボチャ サツマ芋 マンゴー	カロテン	・抗老化 ・抗ガン
黄橙	オレンジ、ミカン モモ、パパイヤ	β-クリプトキサンチン	・抗老化 ・強力な抗ガン
黄緑	ホウレンソウ アボカド グリーンピース	ルテイン ゼアキサンチン	・抗老化 ・白内障、黄斑変性症の予防
緑	キャベツ 芽キャベツ ブロッコリー	スルフォラファン イソチオシアネート	・抗老化 ・抗ガン
白	ニンニク、タマネギ 洋ナシ、白ワイン	フラボノイド	・抗老化 ・抗ガン ・白血球強化
無	茶（加工過程で変色して茶色に）	カテキン（タンニン）	・抗老化 ・殺菌作用

不足」「紫外線」……等々により、体内に生じる。

この活性酸素を除去する力のことを「抗酸化力」という。植物は生まれてから死ぬまで同じ場所にとどまり害虫や有害物質、紫外線などの有毒物にさらされたり、攻撃を受けても、逃げも隠れもできない。よって、こうした「有害物」から身を守るために、「植物内に生じる活性酸素を除去する物質＝ファイトケミカル＝植物性化学物質」を体内で多量合成する。

とくに陽光をたくさん浴びて育つ野菜・果物の色は、紫外線に対処するため黒〜紫〜青の濃い色をしていることが多い。「濃い色」の中にこそ「ファイトケミカル」が多く含まれ、それを食べる我々の体内でも強力な抗酸化作用を発揮して「老化」をはじめ、種々の病気を防いでくれる。

よって老化とともに、太陽光を存分に浴びて育つ、色の濃い野菜・果物を習慣的に摂るようにされると、「老化」を防げることになる。

適量のお酒が老人病（ガン、脳卒中、心臓病……）におよぼす好影響

「酒は百薬の長」という金言が日本にはある。英国では「Wine is old men's milk」（ワイ

ンは老人のミルクである）ともいわれる。

私が５度調査に訪れた、世界的な長寿郷であるコーカサス地方（ジョージア、アルメニア、アゼルバイジャン各共和国）の老人たちは、１００歳以上になっても自家製の赤ワインを大量に、しかも朝から飲んでいた。

種々の調査研究で、日本酒で２合（ビールなら中びん２本、ワインならグラス２〜３杯、焼酎ならお湯割り３〜４杯、ウイスキーならダブル２杯）以内が適量とされ、次のような効能が知られている。

（１）ストレスを発散し、睡眠をよくする
（２）胃液の分泌をよくし食欲を増進させる
（３）免疫力を高める。ガン抑制効果がある
日本酒の成分がＮＫ細胞（白血球の一種）の活性を高める（愛媛大学、秋田大学医学部）
（４）動脈硬化を防ぐＨＤＬ（善玉）コレステロールの肝臓での産生を増やし、血管内皮細胞での血栓溶解酵素（ウロキナーゼ）の合成を促して、脳卒中や心臓発作（心筋梗塞）を減らす（米国コロンビア大学、米国ベス・イスラエル病院）

（5）脳を活性化し、ボケやアルツハイマー病を防ぐ（フランス・ボルドー大学）
（6）糖尿病のコントロールを良好にする（日本臨床内科医会）
（7）高齢者の身体障害を防ぐ

米国UCLA（カリフォルニア大学ロサンゼルス校）のA・カルラマングラ助教授は、「50歳以上の健常者4278人を10年間追跡調査したところ、軽度～中等度の飲酒（週15杯未満、1日5杯未満）をする高齢者では、歩行や着替え、食事や雑用など日常活動に支障をきたす確率が25％低い。しかし多量の飲酒者や全く飲まない人では、身体障害のリスクが高い」との研究結果を発表している。

アルコールの種類により、以下のような特殊な効能がある。

①焼酎……血管内皮細胞からの血栓溶解酵素（ウロキナーゼ）の産生分泌を促して、脳梗塞、心筋梗塞を予防する

1986年に120歳で亡くなったとされる泉重千代翁は、毎日1杯の黒糖焼酎を飲むのが楽しみだったという。泉翁と同じ奄美大島出身で2003年に鹿児島市で116歳で死去したとされる本郷かまとさんも、黒糖焼酎を毎日飲んでいた由。

②赤ワイン……赤い色素のレスベラトロール（ポリフェノール）が心筋梗塞を防ぐ
ドイツ人とフランス人の年間の動物性脂質摂取量はほぼ同じなのに、心筋梗塞の発症率はフランス人がドイツ人の4分の1。これは、赤ワインの効能とされている。

他にレスベラトロールは、断食（空腹）時に活性化する、長寿遺伝子の働きを活発にする。赤ワインはコーカサス地方の長寿者たちの長寿の要因の1つである、と考えられる。

③白ワイン……食中毒菌（大腸菌やサルモネラ菌など）の殺菌作用がある

④ラガービール……シリコン（ミネラル）を多く含み、骨を強化する

⑤黒ビール……大麦由来の水溶性食物繊維を含み、整腸作用に優れている

⑥ウイスキー……香気がGABA《ギャバ》の働きを促進して、リラックス効果を発揮する

昔から「一杯は人、酒を飲み、二杯は酒、酒を飲み、三杯は酒、人を飲む」といわれる。酒が「薬」になるか「毒」になるかは、人にもよりけりだが、統計的には「二杯」が境目のようだ。

第4章　下半身から老化を防ぐ日常習慣

――60歳からは「ここを」動かしなさい！

生活習慣病（糖尿病、心臓病、ガン……）を防ぐ運動習慣

ＷＨＯ（世界保健機関）が２０１８年9月5日、「世界の成人（18歳以上）の28％（約14億人）が運動不足であり、糖尿病、心臓病、ガン……等々の生活習慣病にかかる危険性が高い」という研究報告を、英国の世界的医学誌「The Lancet」に掲載した。

これは１５８の国・地域の１９０万人を対象に２０１６年時点での統計を解析したもの。

世界全体で、運動不足の人の割合は、

男＝23％、女＝32％

であるが、欧米の高所得国では、米国＝40％、ドイツ＝42％と高く、その原因として自家用車の普及や肉体労働の不足（デスクワーク中心の仕事）があげられる。日本人の運動不足の割合は、男＝34％ 女＝37％だった由。

ＷＨＯは運動不足解消のために、

（１）１週間で１５０分以上のウォーキングや軽いサイクリングなどの適度な運動

　または、

（２）１週間で35分以上のランニングやエアロビクスなどの激しい運動

　を行うように推奨している。

やせなくても「心血管系の病気」は予防できる

米国立衛生研究所（ＮＩＨ）とコカ・コーラ社の資金提供で、米国サウスカロライナ大学の公衆衛生学部のＤ・リー博士らは、中年男子１万４０００人を対象に、有酸素運動と、そのフィットネスを示す代謝当量（要するに、体内の代謝がよいか否か）を検討した。

11年間の追跡調査の結果、フィットネスを維持した男性では、十分に体重が落とせなかった場合でも、心血管疾患または全死因による死亡リスクが約30％低減し、フィットネスが向上した男性では約40％低下した。逆にフィットネスが低下した男性では、死亡率が高まった。体重と身長から割り出す肥満指数BMI（体重〈kg〉÷身長〈m〉÷身長〈m〉）には関連せず、フィットネスは被検者の運動量と強く相関していた。

つまり「肥満度より運動の多寡《たか》のほうが、心血管疾患の発生率や死亡率を左右する」ということである。

〝この程度〟の運動で心肺機能・インスリン感受性がUP！

カナダのマクマスター大学の運動学のマーチン・ギバラ教授らは、「運動の習慣のない男性27人を〝激しい運動〟または〝中等度の運動〟のいずれかを週3回、12週間行う群と、運動しない対照群に無作為に分けた」。

激しい運動群：エクササイズバイクを20秒間全力でこぐ「オールアウト」3回→さらに2分間のウォームアップ→3分間のクールダウン

この程度の運動で、12週間後に「心肺機能の促進」「インスリン感受性の上昇」など、健康によい影響がいくつも見られたという（2016年「HealthDay News」）。

適度の有酸素運動が心臓病の再発や突然死を防ぐ

ほんの一昔前まで「心臓病」を患っている人は「安静」にしていることが、最良の生活療法とされていた。

しかし最近では、エアロバイクやトレッドミルを使った有酸素運動を、心臓病（慢性心不全、狭心症、急性心筋梗塞のバイパス手術後、大動脈瘤、バージャー病……）の人に、1日に約1時間、最大週3日（いわゆる心臓リハビリ）施すことで、こうした心臓関連疾患の再発や突然死が減ることが証明されている。

年齢とともに筋肉が減少し、体力が弱っていき、種々の病気にかかりやすくなる病態は「サルコペニア」といわれる。

サルコペニアの人の心臓の筋肉は、薄っぺらになっており、心不全を起こしやすいといろう。

これを〝避ける〟だけで脳卒中の危険性が大きく下がる

カナダのマクマスター大学の公衆衛生研究所のマーチン・オドネル准教授らは、2万7

(図表4-1)特定の危険因子による脳卒中の発症低下率

排除する因子	発症の低下率
(1)高血圧	48%
(2)運動不足	36%
(3)高脂血症	27%
(4)質の悪い食事	23%
(5)肥満	19%
(6)喫煙	12%
(7)心臓病	9%
(8)飲酒	6%
(9)ストレス	6%
(10)糖尿病	4%

「The Lancet」オンライン版・2016年7月15日より

000人を対象にして、特定の危険因子による脳卒中発症率を検討した。(1)~(10)のそれぞれの因子を排除した場合の脳卒中発症の低下率は、図表4-1のとおりであった。

運動を十分に行えば、脳卒中の危険性は「36%」減少する、ということである(「The Lancet」オンライン版・2016年7月15日)。

えっ、脳卒中によるマヒに貧乏ゆすりが効果的?

脳卒中によるマヒに貧乏ゆすりが効果を発揮するという研究報告がある。そこで、母親が脳卒中後のマヒに悩んでいると相談に来た方に、私が行ったアドバイスを紹介しておこう。

Q　私の母（75歳）は５年前に起こした脳卒中により、左下肢がマヒして、歩行がままなりません。週２回介護施設に通い、補助してもらいながら歩行訓練をしています。自宅ではその訓練が思うようにいきません。椅子に座っていてもできる下半身の運動はないでしょうか？

A　座っている時間が長い人は「糖尿病発症リスクが91％高い」「心臓発作や脳卒中などの死亡リスクが18％上昇する」「ガンの発症リスクが13％上昇する」……等々の研究報告があります。

イギリスで37歳～78歳の女性１万２７７８人を、

①１日の平均座位時間が「５時間未満」のグループ
②同じく「７時間以上で、貧乏ゆすりはほとんどしない」グループ
③同じく「５～６時間未満か、７時間以上、かつ貧乏ゆすりをかなりする」グループ

に分類して観察した研究があります。

それによると、

〈A〉①のグループに比べて、②のグループは死亡リスクが30％上昇
〈B〉③のグループは死亡リスクの上昇なし
〈C〉「5～6時間未満、かつ貧乏ゆすりをかなりする」グループの死亡リスクは「37％」も減少

との結果が得られたとのこと。

「貧乏ゆすり」により、大腿、とくに下腿（ふくらはぎ）の筋肉が収縮・弛緩し、血流が促されます。

「貧乏ゆすりを3分続けると、20分歩いたのと同じ効果がある」とされています。

お母様もぜひ、朝、昼、夕の3回、3分ずつ「貧乏ゆすり」をやられるといいでしょう。

ガン患者やガン経験者に筋肉運動を奨める理由

２０１０年６月に開催された、米国臨床腫瘍学会で、ペンシルベニア大学助教授のカトリン・シュミッツ博士は、「治療中のガン患者にとって、運動は安全であるだけでなく、数々の利益がある」と述べた。

その利益とは、

（１）抗ガン剤療法や放射線療法に耐える体力をつけることによって、生存率の向上が期待できる

（２）倦怠感の軽減

抗ガン剤による貧血（赤血球の減少）により、倦怠感がみられることが多いが、有酸素運動により、赤血球の酸素運搬能力が高まる。

（３）筋肉量および骨量の低下を軽減

抗ガン剤やホルモン療法による筋肉量や骨の量の低減を運動によって防げる。

（4）ＱＯＬ（生活の質）の向上

運動すると不安やストレスの軽減など、情緒面での利益も得られ、ガン患者の全般的な快適さが向上する。

ガン患者やガン経験者は、ふつうの人と同じく、「週に１５０分の中～強度の有酸素運動や負荷トレーニングやストレッチをするように」と結論している。

座っている時間が長い人ほど、ガンを発症しやすい……？

米国立ガン研究所は、「運動によって大腸ガンのリスクが40～50％、乳ガンのリスクが30～40％低下する。乳ガン治療後、運動習慣を身につけると再発率・死亡率とも低下する」と発表している。

オーストラリアでも、「10年以上デスクワークを続けた人は、デスクワークに就いたことのない人に対して、大腸ガンのリスクが2倍になる」という研究がある。

日本でも、北海道大学から「20年間、12万人を追跡調査した」ところ、「座っている時間が長いほど、肺ガンを発症しやすい」とも発表されている。

消化器系（胃、肝臓、すい臓……）のガン、ホルモン従属性（乳ガン、子宮体、前立腺）ガン……等も運動する人ほど発症率が低いことが多くの研究により証明されている。

運動で13種類のガンのリスクが減少

米国立ガン研究所のスティーブン・ムーア博士らは、米国およびヨーロッパの12件の研究データを統合し、19〜98歳の１４４万人のデータベースを作成。自己申告された運動の内容によって、26種のガンのリスクに差があるかどうかを検討したところ、13種のガンのリスクの低減に、運動との関連が見られた。

それぞれ、食道ガン＝42％、肺ガン＝26％、大腸ガン＝16％、乳ガン＝10％……と低下し、ガン全体でも「７％」低減した。

その理由として、「運動するとインスリンなど発ガン要因となる種々のホルモンの値が低下する」などがあげられている（「JAMA International Medicine」オンライン版、２０１６年５月16日）。

乳ガン手術後のリンパ浮腫にも

乳ガンの手術後によく起こる「腕のリンパ浮腫《ふしゅ》（痛みを伴う腕の腫れ）」に対して、これまで「腕への負担は、リンパ浮腫を悪化させるので避けるべきだ」とされ、買い物袋やハンドバッグさえ持つのも禁忌とされていた。

先のカトリン・シュミッツ、ペンシルベニア大学助教授が、「リンパ浮腫とみられる乳ガン手術後の患者141人を2群に分け、一方には週2回のウェイトトレーニングを、徐々に負荷（重さ）をかけながら13週間続けた後、指導なしで39週間続けさせた。もう一方の群には、通常の運動メニューを続けさせた」ところ「ウェイトトレーニング群では、リンパ浮腫に大きな改善がみられたほか、上半身および下半身の筋力向上、リンパ浮腫の再燃率の低下がみられた」という。

ウェイトトレーニングによる筋肉運動のミルキングアクション（乳しぼり効果）がリンパ液の還流をよくしてくれた結果である。

腎臓病に運動は禁忌？

かつては、肝臓病にも腎臓病にも、運動は禁忌といわれていた。

慢性腎臓病（CKD＝Chronic Kidney Disease）は、日本人の約8人に1人（約1330万人）がかかっていると推定されており、厚生労働省の「患者調査」（平成26年）によると、CKDが進んだ、透析が必要な、または近い将来、透析が必要になる「慢性腎不全」の患者は、約30万人も存在するという。

腎臓は、血液中の老廃物の約90％をろ過して尿をつくる解毒臓器で、片方の腎臓をガンなどで摘出しても、生命、健康に何の支障もなく、残りの腎臓が解毒作用を代償してくれるほどの余力のある臓器だ。

よって腎臓はその機能が80％阻害されても、血液や尿の数値に異常が表れない。

さて、「運動すると、体内に老廃物が多くつくられ、それを解毒する腎臓に負担がかかる。よって、腎臓病患者には運動は禁忌」というのが、従来の医学論であった。

しかし、英国での研究で、「腎臓病患者を、運動しない群（A群）と、1日40分の運動を週3回行う群（B群）に分けて、1年間追跡した」ところ、

A群＝腎臓病悪化
B群＝腎臓病の著しい改善

という結果が得られた。

日本でも国立循環器病研究センターが「急性心筋梗塞で入院後、3ヶ月間のリハビリテーション（運動）に参加した528人の、リハビリテーション前後の腎機能の状態を調べたところ、CKD患者の腎機能が約10％改善された」という結果を発表している（2014年）。

人体内のあらゆる臓器が、血液が運んでくる種々の栄養素、水分、酸素、免疫物質……等々により、その機能を遂行しているのだから、病気は血流が悪い所（臓器）に発生し、血行をよくしてあげると改善する。運動によって、「腎臓も含めた全身の臓器への血行がよくなることが、腎機能の改善につながる」と考えられる。

「人も歩けば肺炎が減る」

年間の日本人の死因の1位＝ガン（約38万人）に次いで、3位相当が肺炎（肺炎＋誤嚥《ごえん》性肺炎＝約13万人）である（平成30年）。

「肺炎を予防するため」として、65歳以上の高齢者には、肺炎球菌ワクチンの接種が強く推奨されている。無論、大切なことではあるが、高齢者の肺炎の多くは、誤嚥性肺炎（食道に入るべき飲食物が誤って気管に入ることで発症）だ。

さて、65~75歳の日本人2万2280人を対象に、「毎日の歩行（ウォーキング）の状況と肺炎死亡」との関連を約11・9年追跡調査した研究の論文が「日本疫学会誌電子版」（2018年9月22日付）に掲載されている。

その結果、「1日の歩行時間が30分の人に比べて、60分の人では肺炎による死亡率が10％低い」ことがわかった。

「過去に心筋梗塞を起こした人で、1日30分の歩行時間の人に比べ、1時間の人の肺炎による死亡率は〝34％〟も低かった」という。「犬も歩けば棒に当たる」ならぬ「人も歩けば肺炎が減る」。

ヘルニアと筋力低下

「ヘルニア」(herniation) は「体の組織が正しい位置からはみ出した状態」のこと。

日常耳にするのは「ソ径《けい》ヘルニア」と「椎間板ヘルニア」だ。

・ソ径ヘルニア

ソ径とは「足の付け根や太もものところ」を指し、「ソ径ヘルニア」は「腹膜や腸の一部がソ径部の筋膜の間から皮下に出てくる」状態だ。立位で症状が出て、臥位《がい》では症状消失のことも多い。

腹筋を酷使する建設業者、立ち仕事、重い荷物を運ぶ仕事の人に多く発生するが、これは「筋肉（腹筋）の弱り」のサインである。ときに、皮下にとび出て来た腸が腹筋でしめつけられて壊死《えし》（腸閉塞）を起こすことがある。

メッシュ（網）を使って簡単に手術できるので、早めに外科で手術してもらったほうが無難だ。

・椎間板ヘルニア

背骨を形成する椎骨と椎骨《ついこつ》の間に存在し、背骨に加わる衝撃を和らげるクッションの役割をする組織（椎間板）が外にはみ出してくる病気で、腰痛の原因の1つだ。やはり、背中〜腰の筋肉の力の弱りを示している。

「ヘルニア」の症状のある人は、筋肉・筋力の減少サインと考え、ウォーキングはじめ何でもいいので運動を励行する必要がある。

運動と脳の若さ――「階段」を利用する人は脳が若い

カナダのコンコルディア大学のＪ・ステフェナー博士らは、「19～79歳の健康成人３３１人の脳をＭＲＩを用いて評価した」ところ、「階段を多く利用する人、学歴が高い人ほど脳が若い」ことが判明した。

「１回に昇る階段が１階分多いと、脳年齢は半年以上若かった」

「生理的な脳年齢は、教育期間が１年長いと１歳近く若かった」

という。

同博士は「年をとっても明晰な頭脳を保つためには、読書や勉強をする時間と同じくらい筋力も重要」と結論している（『Neurobiology of Aging』２０１６年４月号）。

「遺伝子検査より、階段昇降能力のほうが寿命予測が正確」

「加齢に伴い短縮していく遺伝子（ＤＮＡ）の末端部」が「テロメア」と呼ばれ、「年齢とともに短くなっていくので、死亡時期を正確に予測できる」と、ここ20～30年、大いに喧伝《けんでん》されてきた。

米国ジョージタウン大学のD・グレイ博士は「テロメアの長さに関する科学的エビデンスは大々的に取り上げられ、テロメアの長さを調べる自己検査キットや、テロメアの維持に役立つというサプリメントを販売するために、メディアや研究に投資した企業によって誇張されてきた。注意してほしい」と喚起している。

米国プリンストン大学のN・ゴールドマン教授は「実年齢や階段を昇ったりする能力のほうが、寿命の正確な予測因子になる」と述べている。

「エビデンス」「科学至上主義」は、時にかくのごとき過ちを犯すのである。

Simple《シンプル》 is《イズ》 best《ベスト》.（単純こそが最上）だ。

何歳からでも運動は始められる

筋肉は、鍛える（動かす）ことによって、90歳を超えても発達することが、医学的に証明されている。

・１０５歳で１００ｍ走、砲丸投げの世界記録を樹立した日本人男性

２０１９年１月23日に、おしくも１０８歳で亡くなった京都市の宮崎秀吉さんは、１９１０（明治43）年生まれ（１９１０年９月22日～２０１９年１月23日）。

農協を退職後、囲碁を趣味としていたが、同年代の相手が次々と亡くなっていったため、92歳で陸上競技を始められたという。

１０５歳の２０１５年９月23日のマスターズ陸上の「１０５～１０９歳」の部に出場。

１００ｍ走＝42秒22
砲丸投げ＝３ｍ25

の「世界記録」をマーク。

この時とった「ウサイン・ボルトと同じポーズ」は、日本はおろか世界中に紹介された。ウサイン・ボルトもこれにツイッターでコメントを寄せている。

・89歳から始めて100歳でフルマラソンを完走したインド人男性

1911年4月1日生まれの、インド出身ファウジャ・シンさん（英国）は2011年10月16日にカナダで行われたトロント・マラソンに出場し、「8時間25分17秒」で完走。人類初の100歳でのフルマラソン完走者になった。

シンさんは、妻子を失う悲劇に見舞われ、悲しみを克服するために89歳の時にマラソンを始めたという。

シンさんは、菜食主義者で、そのスタミナ源は、生姜の入った「カレー」と「紅茶」であるとのこと。

ちなみに、92歳だった2003年には、90歳代の最高記録（5時間40分1秒）をマークしている。

このように90歳からでも、競技が始められるのである。70歳代、80歳代で「老化」をかこっている人は奮発すべし！

（図表4-2）ウォーキングの目安

年齢	分速（1分間に歩く距離）	1日の目標歩数
70歳代	60m	6,000歩
60歳代	70m	7,000歩
50歳代	75m	8,000歩
40歳代	80m	9,000歩
30歳代	85m	10,000歩

衰えやすい脚の運動の実際

・年代ごとのウォーキングの目安

運動の基本中の基本で、いつでも、どこでも誰にでもできるのがウォーキング。

平均的な歩行速度は、分速80mであるが、年齢によって少し違う。

歩幅は（身長－100）㎝だから、身長160㎝の人で、約60㎝、1万歩歩けば、「60㎝×10000歩＝6㎞」ということになる。

ウォーキングする時にぜひお奨めしたいのは、「万歩計」をつけることだ。

カナダの大学の研究者たちが、「運動嫌いの人たち106名を集めて万歩計を与え、12週間にわたり、ただそれだけを身につけて、毎日の歩数を記録してもらう」という実験をした。

この106人の人たちは、はじめは意識的に歩こうとするつもりはなかったが、万歩計を持っているだけで、歩く歩数がこれまでの1日平均「7029歩」から「1万480歩」に増えた、という。

毎日3400歩増えたことで、3ヶ月で平均「1・5kg」の体重減少、「1cm」のウエスト（胴回り）の減、1分の心拍数（脈拍数）の「4」減少（心機能が強くなったことを示す）という好結果が得られた、という。

ウォーキングすると、前述の筋肉運動の効能の恩恵に浴せるほかに、次のような副次効果がある。

①ストレスの解消

ウォーキング中には、空や雲、種々の花や木々を目で楽しむことができるし、季節の変化も肌や目で感じることができ、日常のストレスから解放される。

また、歩くこと自体により、脳からα波（リラックスしたり、瞑想したりする時に、出現する脳波）が出てくる。その上、セロトニンやβエンドルフィン（脳内麻薬）などの快楽ホルモンも、脳の細胞から産生分泌されるので、自律神経失調症やノイローゼ、うつ病などの予防・改善に役立つ。

②肺の機能強化

歩くことで、呼吸が深くなり、また呼吸から有害物質の排出も多くなるので、風邪・気管支炎・ぜんそく・肺気腫・肺ガン……等々の呼吸器病の予防になる。

③足の裏の「ツボ」を刺激して、内臓機能を強化

足の裏には、胃腸、肺、心臓、腎臓、肝臓、生殖器、脳、目、耳……などのツボが存在する。歩くことで、こうしたツボが刺激され、それぞれの臓器の働きが活発になる。

毎日のウォーキングも、慣れてきて、少々、刺激を求めたい時は、途中で「速歩」を取り入れてみるのもよい。

米国ハーバード大学の公衆衛生のリー博士らが１９７７年に同大を卒業した1万１００0人から、１９９0年代に脳卒中（出血、梗塞）で倒れた人について調べたところ、「運動しない人」に比べて、

（1）「速歩」で毎日1時間歩く人は、脳卒中の発症が「46％」低い
（2）「速歩」で毎日30分歩く人は脳卒中の発症が「24％」低い

という結果が得られたという。

室内で行う筋肉運動

体重の約40％が筋肉で、筋肉の約70％が、腰より下に存在する。よって、下半身の運動を重点的に行うと、筋肉運動の恩恵が効果的に得られる。運動は、上半身の運動から徐々に下半身の運動に移っていくと、血行も良くなり、運動の効果も大きくなる。

①万歳運動

万歳運動は胸郭《きょうかく》を拡張し、常に重力により下方に圧迫されている上半身の筋肉のストレスを解きほぐして血行をよくするので、気持ちがよい。

〈やり方〉

両足を肩幅くらいに開いて立ち、両腕を曲げて万歳をし、さらに両腕を後方に投げ出す。この時、両かかとも上げるようにすると、下肢の運動にもなる。腕を伸ばしたまま、上方に突き上げる万歳運動に比べて可動範囲が広くなり、胸や腹の筋肉、背中の筋肉への刺激が大きくなる。5～10回を1セットにする。

②かべ腕立て伏せ

腕立て伏せ（両脇を肩幅くらいに広げて床に手をつき、肘を伸ばして、背筋をまっすぐにして脇をしめ、その後、肘を90度くらいに曲げて、元の姿勢に戻る）ができる人は5～10回を1セットとしてやるとよい。

「腕立て伏せ」ができない人は、「かべ腕立て伏せ」をやられるとよい。

〈やり方〉

1．両脇を肩幅くらいに広げて壁に両手をつき、肘を伸ばして背筋をまっすぐにする。

2．脇をしめ、肘を曲げて、壁に胸を近づけていき元の姿勢に戻る。

5～10回を1セットにする。筋力が増してきたら、両足を壁からだんだん離していけば、負荷を十分かけられる。

それでももの足りなくなるほど筋力がついたら、ふつうの腕立て伏せができるようになる。

③「膝曲げ」腹筋運動

腹の中には、胃、腸、肝臓、すい臓、腎臓、子宮、卵巣……などの重要臓器が存在しているのに、骨がないため、腹直筋、腹横筋、腹斜筋などの筋肉が、二重、三重に重なり、こうした内臓を守っている。

腹筋運動をすると、腹筋をはじめ、こうした内臓への血行もよくなり、内臓の働きが、活発になる。

その上、腸には、リンパ球（白血球の一種）の70%が集まっているパイエル板も存在するので、腹筋運動は、リンパ球の働きも活発化させて免疫力を上げる。

足首をヒモなどで固定し、上半身を起こして、元に戻るという「ふつうの腹筋運動」は運動選手向きで、かなり腹筋の発達した人にしかできない。

よって、一般の人にもできる「膝曲げ腹筋運動」をお奨めする。

〈やり方〉

1. 両下肢を揃えて、ベッドに仰向けになる
2. 両手はベッドの両サイドの端をつかむ
3. 両方の膝を曲げながら胸に近づけていき、その後、再び膝を伸ばして元の姿勢に戻る
5〜10回を1セットとし、腹筋力がついてもの足りなくなったら回数とセット数を増やしていく。

④カーフ・レイズ（かかと上げ運動）

calf《カーフ》（ふくらはぎ）、raise《レイズ》（上げる）というと何やら難しそうであるが、何のことはない「かかと上げ運動（つま先立ち運動）」である。

下半身の筋肉全体が鍛えられるが、とくに第2の心臓と呼ばれる「ふくらはぎ」を刺激するので、「乳しぼり効果」により、下肢の血液の心臓への還流を促し、血圧の低下、心臓病の予防、改善に大きな力を発揮する。

〈やり方〉
1. 両足を少し開いて、背筋を伸ばして立ち、手を腰にあてる
2. その場で、かかとを上げ下げする

5〜10回を1セットとし、もの足りなくなったら、回数とセット数を増やしていく。

⑤もも上げ運動

下半身の筋肉のほとんどが鍛えられるが、腹筋も同時に鍛えられるのが特徴である。

〈やり方〉

1．背筋を伸ばして、まっすぐに立つ（体が安定しない人は、壁やテーブルに片手を軽くあてがってもよい）

2．片足ずつ膝を上げて、太ももを引き上げる

左右交互に10回ずつを1セットとする。

筋力がついてもの足りなくなってきたら、回数とセット数を増やしていく。

⑥スクワット

スクワット（squat）とは「しゃがみ込む」という意味で、下半身の筋肉のほとんどが鍛えられる。

〈やり方〉

1．両足を肩幅よりやや開いて立ち、頭の後ろで両手を組む
2．背筋を伸ばして胸を張り、お尻は後ろに突き出すようにして、息を吸いながら、膝をゆっくり曲げてしゃがみ込む
3．息を吐きながら、ゆっくりと膝を伸ばして立ち上がる
5〜10回を1セットとし、筋力がついてもの足りなくなったら、回数とセット数を増やしていく。

⑦その場跳び（跳躍）

直立し、その場で地（床）面を蹴って飛び跳ねる運動。

上半身の筋肉はリラックスできるし、下半身の筋肉にも軽く刺激を与えられる。また、第2の心臓といわれるふくらはぎの筋肉を収縮・弛緩させ、全身の血行をよくする。

①〜⑥を行う際の、⑥の後の整理運動（クールダウン）としても、①の前の準備運動（ウォームアップ）としても貴重である。

脚や脊椎の骨に重力方向に刺激を加える運動は、「骨は与えられた力に比例して強くな

る」＝ウォルフ（Wolff）の法則により、脚や背骨の骨量を増やし、骨を強化する。

そのほか、骨をつくる骨芽《こつが》細胞から「オステオカルシン」という物質の分泌が促され、記憶力や認知機能の改善を促してくれることが、米国コロンビア大学のジェラール・カーセンティ博士らの研究によって明らかにされている。

毎日入浴前などに、①→②→③→④→⑤→⑥→⑦の順に運動を行い、少し休息を入れて、3〜5回くり返すと、確実に筋力がついてくる。

ただし、筋肉痛（とくに下肢、腰）のために、こうした運動もできない人には、次の運動をお奨めしたい。

⑧貧乏ゆすり

椅子に腰かけ、かかとを上げた状態で上下に「貧乏ゆすり」を行うと、脚はおろか、腰から尻にかけての血行もよくなる。

3分やると20分歩いたのと同等の効果がある、とされている。1日3回やると、1時間歩いたのと同じだ。

「貧乏ゆすり」が「先天性股関節脱臼」の諸症状を改善することも明らかにされている。

川崎医科大学の三谷茂整形外科教授は、同医大に外来通院中（２０１６年11月～２０１７年３月）で人工股関節置換術を希望しない「ＯＡ」（変形性股関節症）患者77名（36歳～77歳、男＝７名、女＝70名）に対して、それまでの２年間に、「ジグリング」（貧乏ゆすり様運動）を毎日合計30分以上やった効果を発表された。その結果、

（１）関節裂隙《れつげき》の改善＝12例（16％）

（２）股関節機能判定基準の改善＝18例（23％）

で「最初に痛みが軽減され、次に可動域が改善され、最後にＸ線での改善がなされる。何もしないと進行するので、十分に効果があると思う」と述べておられる（２０１７年10月20日、ジグリング研究会において）。

⑨ふくらはぎマッサージ

一方のふくらはぎを両手でつかみ、足首に向かって押圧をくり返す。反対側も同様に行う。

「ふくらはぎマッサージ」の考案者は、米国オハイオ州トランバルメモリアル病院で救急外科部長をされていた故・石川洋一医師である。

点滴がスムーズに落ちていかない重篤患者のふくらはぎが異常に冷たかったので、さすってあげたところ、点滴がスムーズに落ちはじめて、患者の容体が急速に改善していったことがきっかけで、やがて外科医を辞めて、「ふくらはぎマッサージ健康法」を世に広めるようになられたとのこと。

人間の血液は、重力の影響で、その70%が下半身に集まっている。

日頃は歩いたり、足ぶみすることで、ふくらはぎの筋肉が収縮と弛緩をくり返し、それにより「乳しぼり効果」で、下半身の血液を心臓に還流させている。

運動不足や加齢により、ふくらはぎの筋肉が衰えると「乳しぼり効果」が十分に機能せず、下半身の血液の心臓への還流が悪くなり、脚（足）のむくみや、膝、腰の痛みが生じる。それが続くと、高血圧や心臓病にもかかりやすくなる。

「ふくらはぎマッサージ」や「カーフ・レイズ（かかと上げ運動）」を励行すると、全身の血流がよくなり、高血圧、心臓病、筋肉や関節の凝りや痛みを改善する原動力になる。

（図表4-3）年齢・男女別の平均握力

	男性	女性
50－54歳	45.79kg	28.29kg
55－59歳	44.93kg	27.61kg
60－64歳	43.17kg	26.56kg
65－69歳	40.19kg	25.28kg
70－74歳	38.06kg	23.86kg

文部科学省「体力・運動能力調査（平成29年度）」より

「握力」が弱まるほど死亡率が上がる？

文部科学省が毎年公表している「体力・運動能力調査（平成29年度）」によると、「平均握力」は、図表4－3のようになっている。

厚生労働省の研究班が「福岡県久山町在住の2372人を、男女別に握力の弱い順から4グループに分けて、死亡原因との関係を20年間追跡調査した」結果、「握力が強いほど死亡リスクが下がる傾向があり、最も握力の強いグループ（男＝47kg以上、女＝28kg以上）の死亡リスクは、最も弱いグループ（男＝35kg未満、女＝19kg未満）より約40％低かった」ことがわかった。

カナダのマクマスター大学で、「17ヶ国の家庭を対象に握力測定を行い、その後4年近く死亡率と死亡原因を調べた」という。

すると、握力が「5kg」減少するごとに、

全死亡率＝16％
心筋梗塞＝7％
脳卒中＝9％

増えた。

「握力」は「単に物をつかむ」だけでなく、「全身の筋肉の強さ」を表しており、筋肉が強い人ほど、健康的になり得ることを語っている。

「腹」＝「お中」の重要性

カナダのヨーク大学で20歳から69歳までの8000人を対象に、13年間追跡調査した研究がある。調査の内容は、

①腹筋運動
②腕立て伏せ

③握力
④腰やふくらはぎの筋力
⑤最大酸素摂取量
⑥体脂肪率

など。その結果、13年間に死亡した人は２３８人で、

（ｉ）腹筋運動で成績が下位だった男女
（ii）握力で下から４分の１の成績下位の男性

が死亡率が高かった。

先にも述べたように、腹には胃腸、肝臓、腎臓などの重要臓器が収まっているのに、骨がないため、腹直筋、腹横筋、腹斜筋の３層の筋肉によって堅固に保護されている。

腹筋の力が弱くなってくると、

①大小便の排泄力が弱まる
②便秘や頻尿になりやすくなる
③腹圧がかかった時に、ヘソやソ径部から腸が脱出（ヘルニア）してくる。

などの症状が表れやすくなる。

これも先に述べたが、腹筋の中に収まっている腸内には「パイエル板」というリンパ球が組織化されて集まった場所をはじめ、体全体のリンパ組織のうち、およそ70％が存在し、ある意味免疫力の中心にもなっている。

漢方医学は「腹」＝「お中」といい、体の中心であるゆえ、体の種々の情報を有しているとし、重要視している。

老化予防に「気」持ちは、とても大切

気の定義は「目には見えないが、働きのあるもの」である。

空気、天気、気圧、気流、電気……などの自然現象、気持ち、気分、気性……など、精神面にも「気」はよく使われる。

テレビ、ラジオ、電話、最近のＩＴ、ＡＩ（ロボット）、スマートフォン……等々すべて、目に見えない「気」の働きで、作動している。

人体の働きも「気」で為されている。

脳の働きを診る「脳波」、同じく「心電図」「筋電図」など、脳、心臓、筋肉が「(電）気」の働きで為されていることを雄弁に物語っている。心臓が停止した時に使用されるのは「ＡＥＤ」。電気を心臓に流して、心臓を蘇生させる。

漢方医学では、人体を縦に走る「気」の道を「経脈《けいみゃく》」、横に走る道を「絡脈《らくみゃく》」といい、その交差点が「ツボ」で、約３６０存在するツボを指や針で刺激して気の流れをよくして、健康増進や病気の治癒を図る。

人体を構成する60兆個ともいわれる細胞に、何の病変が存在しなくても、人体の気の流れがストップすると、心臓をはじめ、すべての臓器の働きが廃絶し、死を迎える。

つまり、宇宙の現象、人体の生命現象はすべて、「気」（わかりやすく言えば電気）の力で行われていることがわかる。

「病気」は「病半分、気半分」とも「気の病」ともいわれる。

英語で「病気」を表す〝disease〟は〝ease〟(「楽な、安心な」を表す〝easy〟の名詞形）に、反対の意を表す接頭辞〝dis〟がついたもので、「安楽ではない」という意味で、やはり「気」が大いに病気に関わっていることを表している。

よって「老化」も、気持ち次第で、どのようにも対処できる。

『広辞苑』の編者、新村出《しんむらいずる》博士（1876〜1967）は、幼少時から病弱であったが90歳まで長生きされた。

その座右の銘は、

「年老心不老」（年老いても心は老いず）

だった。

世界的な植物学者だった牧野富太郎博士（1862〜1957）は94歳の天寿を全うされたが、「健康法」を聞かれると「いつでも気分を若くもて」と答え、

わが姿　たとえ翁と　見ゆるとも　心はいつも　花の真盛り

Youth

Youth is not a time of life.
It is a state of mind.
It is not a matter of rosy cheeks,
　　red lips and supple knees.

It is a matter of the will,
　　a quality of the imagination,
　　a vigor of the emotions.
It is the freshness of the deep springs of life.

という歌を詠《よ》んだという。

「もう70歳だ」と思うより、「まだ70歳だ」と考えるほうが気分がよい。

「心を若く持つ」という前向きの気持ちは、副交感神経の働きを高めて、血行をよくして、心身の健康を向上させる。また、脳から、快感ホルモンのセロトニンや、βエンドルフィンの分泌を促して、気分を高揚させて、心身を若返らせる。

アメリカの詩人サミュエル・ウルマンの詩「Youth」（「青春」）は「前向きの心の持ち方こそが、青春である」ことを見事に表現している。

青春とは、人生の一時をいうのではない。
それは、心の状態をいうのだ。
青春とは、バラ色のほほ、赤い唇、柔らかい膝をいうのではない。

それは強い意志のことをいうのだ。

また、豊かな想像力、情熱の力のことをいうのだ。

青春とは、生命の深い泉から湧き出る新鮮さのことをいうのである。

「脳の老化」＝ボケを防ぐには

「ボケ」は、脳の血流が悪くなり、脳細胞（とくに海馬）に十分な酸素、水分、栄養素が届けられず、脳細胞の働きが悪くなって生じる。

その原因として、脳細胞にアミロイドβという異常タンパク質が沈着して起こるアルツハイマー病（約60％）、脳卒中による脳血管傷害（約20％）などがあげられる。

よってボケを防ぐには、ひとえに脳の血流をよくしてあげることだ。

それには、

①継続的に運動する
②手、指先を動かす――料理をする。書や絵をかく。ピアノを弾く。グーパー運動をする

③外国語を勉強する
④音楽を聴く。カラオケを歌う
⑤よく噛む
⑥よく笑う。人を笑わせる
⑦仕事をなるべく長く続ける

ＷＨＯ（世界保健機関）の学術誌（２０１８年12月号）に60歳以上の日本人男性１２８人の定年後、最大で15年間を追跡調査したところ、定年後に「仕事をしていない人」に比べて「仕事をしていた人」は、

寿命＝１・91年
認知症に至るまでの期間＝２・22年
糖尿病発症までの期間＝６・05年
脳卒中発症までの期間＝３・35年

長いことがわかった。

⑧よく遊ぶ
⑨7時間～7時間半の睡眠をとる

……などがあげられる。

DTP／エヌケイクルー

青春新書
INTELLIGENCE

こころ涌き立つ「知」の冒険

いまを生きる

"青春新書"は昭和三一年に——若い日に常にあなたの心の友として、その糧となり実になる多様な知恵が、生きる指標として勇気と力になり、すぐに役立つ——をモットーに創刊された。

そして昭和三八年、新しい時代の気運の中で、新書"プレイブックス"にその役目のバトンを渡した。「人生を自由自在に活動《プレイ》する」のキャッチコピーのもと——すべてのうっ積を吹きとばし、自由闊達な活動力を培養し、勇気と自信を生み出す最も楽しいシリーズ——となった。

いまや、私たちはバブル経済崩壊後の混沌とした価値観のただ中にいる。その価値観は常に未曾有の変貌を見せ、社会は少子高齢化し、地球規模の環境問題等は解決の兆しを見せない。私たちはあらゆる不安と懐疑に対峙している。

本シリーズ"青春新書インテリジェンス"はまさに、この時代の欲求によってプレイブックスから分化・刊行された。それは即ち、「心の中に自らの青春の輝きを失わない旺盛な知力、活力への欲求」に他ならない。応えるべきキャッチコピーは「こころ涌き立つ"知"の冒険」である。

予測のつかない時代にあって、一人ひとりの足元を照らし出すシリーズでありたいと願う。青春出版社は本年創業五〇周年を迎えた。これはひとえに長年に亘る多くの読者の熱いご支持の賜物である。社員一同深く感謝し、より一層世の中に希望と勇気の明るい光を放つ書籍を出版すべく、鋭意志すものである。

平成一七年

刊行者　小澤源太郎

著者紹介
石原結實〈いしはら ゆうみ〉
1948年長崎市生まれ。医学博士。長崎大学医学部卒業、同大学院博士課程修了後、スイスのベンナー・クリニック、モスクワの断食道場、コーカサス地方の長寿村などで自然療法や断食療法、長寿食などの研究を行う。現在はイシハラクリニックの院長の他、健康増進を目的とする保養所を伊豆高原で運営。また、テレビ、ラジオなどのメディアや講演でも活躍中。先祖は代々、鉄砲伝来で有名な種子島藩の御殿医。
著書は『「減塩」が病気をつくる!』『高血圧の9割は「脚」で下がる!』(いずれも小社刊)、『「食べない」健康法』『「体を温める」と病気は必ず治る』など300冊以上にのぼり、米国、ロシア、ドイツ、フランス、中国、韓国、台湾、タイなどで合計100冊以上が翻訳されている。

「下《か》半身《はんしん》の冷《ひ》え」が
老化《ろうか》の原因《げんいん》だった

青春新書
INTELLIGENCE

2019年 8 月15日　第 1 刷

著　者　石《いし》原《はら》結《ゆう》實《み》

発行者　小澤源太郎

責任編集　株式会社プライム涌光
電話　編集部　03(3203)2850

発行所　東京都新宿区若松町12番1号 〒162-0056　株式会社青春出版社
電話　営業部　03(3207)1916　振替番号　00190-7-98602

印刷・中央精版印刷　製本・ナショナル製本

ISBN978-4-413-04576-6